多職種連携を高める
チームマネジメントの知識とスキル

篠田道子　日本福祉大学社会福祉学部・教授

医学書院

多職種連携を高める　チームマネジメントの知識とスキル

発　　行	2011年 8 月15日　第 1 版第 1 刷Ⓒ
	2022年 7 月15日　第 1 版第 6 刷

著　者　篠田道子
　　　　（しの　だ　みち　こ）

発行者　株式会社　医学書院
　　　　代表取締役　金原　俊
　　　　〒113-8719　東京都文京区本郷 1-28-23
　　　　電話　03-3817-5600(社内案内)

印刷・製本　真興社

本書の複製権・翻訳権・上映権・譲渡権・貸与権・公衆送信権(送信可能化権を含む)は株式会社医学書院が保有します．

ISBN978-4-260-01347-5

本書を無断で複製する行為(複写，スキャン，デジタルデータ化など)は，「私的使用のための複製」など著作権法上の限られた例外を除き禁じられています．大学，病院，診療所，企業などにおいて，業務上使用する目的(診療，研究活動を含む)で上記の行為を行うことは，その使用範囲が内部的であっても，私的使用には該当せず，違法です．また私的使用に該当する場合であっても，代行業者等の第三者に依頼して上記の行為を行うことは違法となります．

JCOPY 〈出版者著作権管理機構　委託出版物〉
本書の無断複製は著作権法上での例外を除き禁じられています．複製される場合は，そのつど事前に，出版者著作権管理機構(電話 03-5244-5088，FAX 03-5244-5089，info@jcopy.or.jp)の許諾を得てください．

はじめに

　2011年3月11日に起きた東日本大震災は，マグニチュード9.0という巨大地震，十数メートルに達する津波，深刻な原発事故が加わった複合的な大災害でした．一瞬の揺れで，1万人以上の人が亡くなり，多くの建物が津波にのまれ，美しい町並みはがれきで埋まり，廃墟と化しました．被災された方々を思うと声をなくします．また，自らも被災者でありながら，病院や施設で懸命に働く医療・福祉従事者の姿に心を打たれました．

　このような状況に，国内だけでなく世界各国から届く温かいメッセージや支援は，被災者だけでなく，私たちの心にも届くものでした．モノは壊れても人々の心の絆は壊れることなく，より強く結ばれるものと実感しました．また，未曾有の災害にあっても，日本人が秩序をもって，互いに助け合っている姿に，世界中から賞賛の声があがっています．「お互い様」という日本語の意味を，これほど実感したことはありません．人を思いやることで，自分も役に立っているのだと実感する「互助」の精神が共有されていると思います．

　チームも人と人とのつながりで成り立っています．各々の専門職が，利用者，家族とそれ以外の人々への思いやりの気持ちをもちながら，目標に向かって歩み続けることの大切さを改めて感じました．

　相次ぐ大災害，エネルギー資源の枯渇化，超高齢社会と少子化など，パラダイム（時代に共通した思考の枠組み）の転換に直面しています．医療の高度化，利用者・家族の多様なニーズと消費者意識の高まり，医療・福祉職の人材不足や偏在などで，現場は疲弊しています．さらに，専門志向の高まり，栄養サポートチームなど専門チームの広がりで，ジェネラリスト対スペシャリスト，チーム同士の対立という新たな問題も発生しています．このような問題は，医師対コメディカルの関係を見直し，自律性を高めて連携・協働ができるようなチームマネジメントが求められていると思います．マネジメント（management）とは，直訳すれば経営・運営・管理を包括した用語で，目的を達成するための実践活動です．本書では，チームマネジメントを「組織・チームが，人・モノ・お金・情報・知識という経営資源を共有し，有効に活用することで，質の高いサービスを生み出す営み」と定義しています．

　わが国には，国民皆保険制度，世界一コストパフォーマンスの高い医療，高い専門性をもった医療・福祉の人材やチームという「強み」があります．チームだけをつくっても仕事はうまく回っていきません．「強み」を活かしたマネジメントがなければチームは活性化されません．「強み」を活かし，「弱み」をカバーして全体として高い成果をあげるチームマネジメントとは何かを考えたいと思い，本書を執筆しました．

　本書は3章で構成されています．

　第1章は，チームマネジメントの基礎知識をまとめたものです．チームマネジメントが求められる背景，関連用語，チームの類型，医学・生活モデル，リーダーシップとメンバーシップなどを整理しました．医療・福祉分野では，複雑で多様なニーズに対応するために，高い専門性が求められる一方で，これらを束ねるジェネラルマネジャーという新し

いリーダーの必要性を強調しています．また，対人関係スキルや連携力を育むには専門職連携教育が必要で，ここでは，ビジネススクールで効果をあげているケースメソッド教育を紹介しています．これは，「専門職であることは専門職連携（協働）ができる人」と言われるゆえんからです．

　第2章は，対人関係スキルやチームマネジメントを高める技術として，カンファレンスの運営方法，ファシリテーション技術，コンフリクト・マネジメント，参加型事例検討会という「実践知」を高めるものを紹介しています．チームづくりは理念やビジョンが大切ですが，これだけでは空回りしてしまいます．理念やビジョンを達成するためのスキルが必要になるからです．また，スキルだけでも，理念を届けることができません．これらスキルは元来備わっているのではなく，学習によって身につくものです．本書では，日々の実践場面を活用したものを紹介しています．チームマネジメントは実践的活動です．「わかる」「理解している」ではなく，「できる」ことが求められています．書籍で「できる」レベルにまで言語化することは，筆者にとっても大きなチャレンジではありましたが，読者が疑似体験できるよう努力しました．

　第3章は，病院（施設）の機能に応じたチームマネジメントです．まず，急性期病床，亜急性期・回復期病床，長期療養病床という時間軸で整理しています．これらは患者の状態を緩やかに分類したうえで，チームケアを提案しているものです．急性期病床といっても，地域，提供されている医療，職員配置，看護基準，患者の年齢層や状態像は異なるので，サービスにはかなり幅があります．画一的かつ標準的なチームケアは，個々の患者の状態や生活環境を配慮しないばかりか，チームの発展を阻みます．また，退院支援に代表される集中的かつ重層的なチームマネジメント，栄養サポートチームなどコンサルテーション型チームについてまとめました．このような専門チームの広がりで，チーム同士の対立という新たな問題も発生しています．対立は新たな視点を与えてくれる，というプラスの面をもっています．本書では，このプラス面に着目したチームマネジメントの方法を検討しています．

　本書をまとめるにあたって，筆者が長年非常勤として勤務していた，医療法人竜仁会の牛尾浩樹病院長，中川恵子看護部長，澤口ひで子地域医療連携室長，職員の皆様には大変お世話になりました．特に中川氏と澤口氏と交わした議論から多くのことを学びました．

　最後になりましたが，医学書院編集部の藤居尚子さんには，あきらめずに辛抱強く原稿を待ってもらいました．また，制作部の和田学さんには，細部にわたるまで丁寧に校正してもらいました．心から感謝致します．

　本書の出版に際しては，筆者の勤務先である日本福祉大学課題研究費（2010年）の助成を受けました．

2011年8月

東日本大震災の復興を願いつつ

篠田道子

目次

はじめに　iii

第1章　チームマネジメントの基礎知識　　1

1　チームマネジメントが求められる背景　　2
1. チームマネジメントの発展の経緯　2
2. 診療報酬からみたチームマネジメント　5
3. 介護報酬からみたチームマネジメント　7
4. チームマネジメントの今日的な課題　8

2　チームマネジメントと関連用語の整理　　11
1. 本書で使用するチームマネジメントと関連用語　11
2. 本書が考えるチームマネジメント　13

3　チームの類型（モデル）　　15
1. 多職種によるチームの類型　15
2. 本書で扱う3つの類型　17

4　医学モデルと生活モデル　　22
1. 医学モデル　22
2. 生活モデル　22
3. 生物・心理・社会モデルとしてのICF　24

5　医療・福祉分野に求められるリーダーシップとメンバーシップ　　25
1. リーダーシップの2つのタイプ　25
2. 専門職種を束ねるジェネラルマネジャーが必要　26
3. 専門性と連携を両立させるメンバーシップ　27
4. 役割の重なりは無駄ではない　28

6　チームマネジメントの課題と対応策　　29
1. チームマネジメントの誤解　29
2. 階層構造　30
3. セクショナリズムと非干渉　30
4. 組織やチームに対する低いコミットメント　31
5. スペシャリストとジェネラリスト　31
6. 患者・家族の消費者意識の高まり　32
7. チームマネジメントの限界　33
8. 医師・看護師中心に限定した評価である　33

7　チームマネジメントの評価　　35
1. チームマネジメントの有効性　35
2. チームマネジメントの評価の視点　35

8　専門職連携教育としてのケースメソッド教育　　37

9　チームマネジメントと個人情報の取り扱い　　39

第2章　チームマネジメントを高める技術　　41

1　チームづくりの場としてのカンファレンス……………………………………42
1. カンファレンスの定義・目的・機能　42
2. カンファレンスの種類　43
3. カンファレンスの構成要素(体制，過程，結果)　45

2　ファシリテーション技術によるチーム力の向上……………………………52
1. ファシリテーションとは　52
2. 関係性と問題解決を両立させるファシリテーション　52
3. ファシリテーション技術はチームづくりに有効　53

3　チームの危機を乗り切るコンフリクト・マネジメント………………………59
1. コンフリクトとは　59
2. コンフリクト・マネジメントとは　59
3. コンフリクトへの対処行動はチームを成長させる　61
4. コンフリクトの予防対策　62

4　実践知を磨き，チームをつくる参加型事例検討………………………………63
1. 参加型事例検討はチームで実践知をつくり上げる　63
2. 参加型事例検討に必要な条件　64
3. 参加型事例検討の進め方のポイント　66
4. 事例検討でケアの質の改善を　67

5　チームと知的資産のメンテナンス……………………………………………68
1. チームは時間とともに変化する生き物　68
2. 人材と知的資産のマネジメントでチームを活性化　69

第3章　病院(施設)・チームの機能に応じたチームマネジメント　　73

1　本書が取り扱うチームマネジメントの対象・タイプ…………………………74

2　亜急性期・回復期におけるチームマネジメント
在宅復帰支援担当者を中心にした多職種チーム………………………………76
1. 亜急性期病床とは　76
2. 調査データからみた亜急性期病床の実態　76
3. 回復期リハビリテーション病棟とは　77
4. 調査データからみた回復期リハビリテーション病棟の実態　77
5. 在宅復帰支援担当者を中心にしたチームマネジメント　78

3　急性期病床におけるチームマネジメント……………………………………80
1. 急性期病床はチームマネジメントが機能しにくい　80
2. 短期決戦チームは最初のコンセンサスづくりが重要　80
3. チームはルーチンワークで成り立つ　81
4. 包括的指示を拡大し，専門職の自律性を高める　82

4 長期療養施設におけるチームマネジメント
終末期ケアに焦点を当てて ……………………………………………………84

1. 長期療養施設のチームマネジメントの現状　84
2. 高齢者の終末期の３つのパターン　85
3. 認知症の終末期が最重要課題　85
4. 看護・介護職を中心とした多職種チーム　87
5. 医療・ケアチームでのインフォームド・コンセントの推奨　88
6. 相談・助言機能を強化して意思決定を支える　89
7. 質の高い終末期ケアの４つの条件とチームマネジメント　90

5 退院支援におけるチームマネジメント
集中的かつ重層的なケアマネジメント ………………………………………93

1. 退院支援とは　93
2. 退院支援は３つのチームによる協働活動　93
3. 退院支援におけるチームマネジメントの進め方　95
4. 入院医療の延長線上としての在宅ケア　96
5. 医学モデルから生物・心理・社会モデルへのチェンジ　99
6. 退院支援計画に有効なフレームワーク　99

6 コンサルテーション型チーム ……………………………………………………101

1. コンサルテーション型チームとは　101
2. NST　102
3. 緩和ケアチーム　102
4. 呼吸ケアチーム　103
5. コンサルテーション型チームとの連携のポイント　103

7 災害時における医療・福祉チームマネジメント ……………………………104

1. 災害時における医療チーム　104
2. 阪神・淡路大震災　107
3. 地下鉄サリン事件—情報のハブ拠点が活躍　108
4. 事例から学ぶ災害時のチームマネジメント　109

column

1. 国際生活機能分類（ICF）　24
2. 専門職連携教育（IPE）　38
3. 形式知と実践知　48
4. エコマップ　56
5. PDCAサイクル　70
6. 胃ろうをめぐる研究調査　90
7. 社会的入院　97
8. フランスにおける在宅入院—強固なトライアングル連携　98

索引　115

第1章

チームマネジメントの基礎知識

- チームマネジメントが求められる背景として，①チームマネジメントの経緯について，1970年代から現在までに起こったトピックスを軸に整理し，②診療報酬と介護報酬におけるチームマネジメントの評価を経時的にまとめ，③チームマネジメントの今日的な課題を多面的に検討する．

- チームマネジメントとは，「組織・チームが，人，モノ，お金，情報，知識という経営資源を共有し，有効に活用することで，質の高いサービスを生み出す営み」とする．チームは画一的なものではなく，状況に応じて変化するという，きわめて柔軟なものである．また，役割解放を組み合わせたものが効果的である．

- 医学モデルと社会モデルという対立軸ではなく，両者を統合した生物・心理・社会モデルによるアプローチが重要である．具体的にはICF（国際生活機能分類）を多職種チームの共通用語とする動きが進んでいる．ICFは強みを活かし，弱みをカバーしながらゴールを目指すもので，わが国のチームマネジメントに適している．

- 医療・福祉分野では高い専門性をもつ職種と，これらを束ねるジェネラルマネジャーという新しいリーダーが必要になる．本書では，ミドルアップダウン型とファシリテーション型という2つのリーダーシップを紹介している．いずれも日本社会に馴染むものである．

- 対人関係スキルや連携力は元来備わっている資質ではない．これらは学習によって身につけるものであり，「実践知」を高める演習が適している．ビジネススクールで効果をあげている，ケースメソッド教育もその1つである．

1 チームマネジメントが求められる背景

　21世紀に入り，わが国の医療・福祉は共通する課題に直面している．①超高齢社会の到来による，医療・福祉ニーズの増大，②①に伴う医療・福祉従事者の不足と高齢化，③医療・福祉サービスの高度化と複雑化による医療現場の疲弊，④情報量の増大，⑤マネジメント業務（会議やカンファレンス）と文書量の増大，⑥利用者の権利擁護と情報提供にかかわる丁寧なインフォームド・コンセントなど，業務量が増大しているだけでなく，業務内容も複雑かつ高度化している．

　このような背景から2009（平成21）年8月に厚生労働省において「チーム医療の推進に関する検討会」が発足し，11回におよぶ議論を重ねてきた．その結果，本検討会におけるチーム医療とは，「医療に従事する多種多様なスタッフが，各々の高い専門性を前提に，目的と情報を共有し，業務を分担しつつも互いに連携・補完し合い，患者の状況に的確に対応した医療を提供すること」としている．医療の高度化・複雑化に伴う業務の増大により，医療現場の疲弊が指摘されるなど，医療のあり方が根本的に問われている今日，「チーム医療」は，わが国の医療のあり方を変え得るキーワードとして注目を集めていると指摘している．ただし，どのようなチームであるべきかまでは具体的に言及していない．

　一方，世界では保健医療専門家の相互の尊敬と理解をもとに連携と協働が進んでおり，医師とコメディカルという表現ではなく，ヘルスケアワーカーまたは医療従事者（メディカルス）と呼ばれている．つまり，医師の指示のもとで，コメディカルが分業するという構図ではなく，それぞれの専門職の自律性を高め，民主的な手続きを経ながら情報交換し，専門性を尊重しつつ担当領域をすり合わせながら，最適なチームマネジメントを行うことを提案している．

　ここでは，このような背景を踏まえたうえで，医療チームだけでなく，保健・医療・福祉・介護を含んだチームマネジメントについて，基礎知識，用語の整理，チームの類型，チームマネジメントの評価，さらに専門職連携教育について考える．

1 チームマネジメントの発展の経緯

　わが国でチームマネジメントが論じられるようになったのは，理学療法士や作業療法士の資格化（1966年）が始まり，いわゆる「チーム医療」が登場してきた1970年代前半である．その後，医療の高度化に伴い，視能訓練士（1971年），管理栄養士（1985年），臨床工学技士と義肢装具士（1987年），救急救命士（1991年），言語聴覚士（1997年）が国家資格を有する専門職として誕生した．国家資格化はされていないが，医療ソーシャルワーカー

表1　職種別にみた病院の従事者数

・医師	311,963 人
・歯科医師	101,777 人
・薬剤師	240,371 人

資料：厚生労働省政策統括官付保健統計室「平成30年医師・歯科医師・薬剤師統計」
※医師・歯科医師は医療施設の従事者．薬剤師は薬局・医療施設の従事者．

・保健師	62,118 人
・助産師	39,613 人
・看護師	1,210,665 人
・准看護師	347,675 人

資料：厚生労働省医政局調べ（平成28年）

・理学療法士（PT）	91,694.8 人
・作業療法士（OT）	47,852.0 人
・視能訓練士	8,889.1 人
・言語聴覚士	16,639.2 人
・義肢装具士	105.3 人
・診療放射線技師	54,213.1 人
・臨床検査技師	66,866.0 人
・臨床工学技士	28,043.4 人

資料：厚生労働省政策統括官付保健統計室「平成29年医療施設調査」
※常勤換算の数値

・就業歯科衛生士	132,629 人
・就業歯科技工士	34,468 人
・就業あん摩マッサージ指圧師	118,916 人
・就業はり師	121,757 人
・就業きゅう師	119,796 人
・就業柔道整復師	73,017 人

資料：厚生労働省政策統括官付行政報告統計室「平成30年衛生行政報告例」

・救急救命士	56,415 人

資料：厚生労働省医政局調べ（平成30年3月31日現在）
※免許登録者数

（MSW：medical social worker）[※1]，臨床心理士，診療情報管理士はすでにチーム医療のメンバーとして定着している．

　厚生労働省が発表している医療施設（動態）調査・病院報告の概況の「職種別にみた病院の従事者数」では，次に示す28の職種をあげて，その動向を調査している[1]．

【病院における従事者】（表1）

医師，歯科医師，薬剤師，保健師，助産師，看護師，准看護師，理学療法士，作業療法士，視能訓練士，言語聴覚士，義肢装具士，歯科衛生士，歯科技工士，診療放射線技師，

※1：医療ソーシャルワーカーは先駆的な病院では1960年代には配置され，現在でも多くの病院で相談援助業務を担っている．しかし，現在までに国家資格化はされていない．2006年4月の診療報酬改定では，5つの報酬に「社会福祉士」という統一名称で位置づけられている．

診療エックス線技師，臨床検査技師，衛生検査技師，臨床工学技士，あん摩マッサージ指圧師，柔道整復師，管理栄養士，栄養士，精神保健福祉士，社会福祉士，介護福祉士，医療社会事業従事者(医療ソーシャルワーカー)，事務職員(メディカルクラーク)

この間，医療の対象者は，感染症など急性疾患から生活習慣病など慢性疾患へ，若年者から高齢者へ，病院(施設)から地域生活へと変化し，医療だけでなく生活を支えるという視点が求められてきた．これにより，医療に対する患者のニーズが多様化・複雑化し，医療職だけでは支えることができなくなり，上記のように福祉・介護職も参加した多職種チームによるマネジメントが必要になってきた．

福祉・介護については，1987(昭和62)年の社会福祉士及び介護福祉士法の公布により，社会福祉士と介護福祉士が国家資格化され，さらには精神科領域のソーシャルワーカーである，精神保健福祉士が1997(平成9)年に誕生した．また，2000(平成12)年の介護保険制度では制度のサブシステムとして，ケアマネジメントが導入され，多職種チームによる「総合的，一体的，効率的なサービスの提供」が強調された．そしてケアマネジメントを担う職種として介護支援専門員(ケアマネジャー)が位置づけられた．

病院内においては，多職種チームによるさまざまなプログラムが導入されてきた．院内感染対策チーム(ICT：infection control team)，栄養サポートチーム(NST：nutrition support team)，リハビリテーションチーム，リスクマネジメントチーム，緩和ケアチーム，退院支援チーム，褥瘡対策チームなどである．これらは後述するように，チームマネジメントとして診療報酬で評価されている．

このように複数のチームによるプログラムを，短い入院期間中に，並行して展開するようになってきた．そのため，医師のトップダウンやパターナリズム(父権的保護主義)でチームを率いていくのは難しく，関係する専門職を巻き込みながら効率よくチームを動かす，いわゆるチームマネジメントが求められるようになってきた．さらに，病院勤務医の過酷な労働，医師の勤務医離れと開業医志向の高まり，一部診療科の不足による病棟閉鎖などが社会問題となった．これを受けて2008(平成20)年診療報酬改定では，勤務医の負担軽減策としてメディカルクラークを配置して，医師の指示のもとで，診療録・各種診断書・証明書・処方箋などの作成を代行する「医師事務作業補助体制加算」を新設し，2010(平成22)年の改定では算定できる病院を拡充するなど，勤務医の負担軽減を後押しした．このようなことから，メディカルクラークなど事務職員もチームの一員となった．

一方，地域に目を向けると，1992(平成4)年の第2次医療法改正で，患者の「居宅」が医療提供の場として正式に認められ，多くの在宅医療に関する診療報酬が新設・改定されたことから，在宅医療がさかんになってきた．同年には老人訪問看護ステーションによる訪問看護が開始された(1994年には訪問看護ステーションに名称変更)．その後，在宅医療を担う診療所として，2006(平成18)年には在宅療養支援診療所が新設された．

2006(平成18)年の介護保険法改正により，市町村に設置された地域包括支援センターは，保健師，主任介護支援専門員，社会福祉士という3職種の連携によって，介護予防ケアマネジメント，相談助言，継続的ケアマネジメント，権利擁護事業を行う目的で設置さ

れた．これは縦割り行政を解消して，ワンストップサービス[※2]にすることで，連携を容易にし，適切かつ迅速に支援するという画期的なものであった．

2006年6月に成立した「良質な医療を提供する体制の確立を図るための医療法等の一部を改正する法律」では，①医療情報の提供による適切な医療の選択の支援，②医療機能の分化・連携による切れ目のない医療の提供，③在宅医療の充実による患者の生活の質の向上，という3つの柱を設定した．これにより，これまでの階層型であった都道府県医療計画を，かかりつけ医を中心としたネットワーク型計画に改め，多職種・他機関の連携による地域完結型医療(ケア)を推進し，切れ目のない医療の実現を目指している．連携先は，医療機関だけでなく，福祉サービスとの連携を含むものとし，介護サービス事業者，地域の関係者を巻き込んだ体制づくりを推奨している．さらに，2006年から大腿骨頸部骨折の地域連携クリティカルパスが診療報酬で評価され，2008年には脳卒中が，2010年にはがん治療が追加されたことから，ますます多職種連携によるチームマネジメントが促進されている．

2009(平成21)年からは厚生労働省「チーム医療の推進に関する検討会」が発足し，2010(平成22)年2月に「チーム医療の推進に関する基本的な考え方について」(素案)を発表し，チーム医療とは，「医療に従事する多種多様なスタッフが，各々の高い専門性を前提に，目的と情報を共有し，業務を分担しつつも互いに連携・補完し合い，患者の状態に的確に対応した医療を提供すること」としている．また，医療現場におけるチーム医療の推進の他，医療機関同士の役割分担・連携の推進，必要なスタッフの確保，総合医を含む専門医制度の確立，さらには医療と介護の連携などを含めたチームへ発展することが期待されている．

2 診療報酬からみたチームマネジメント

1994(平成6)年の診療報酬改定以降は，複数の職種が協働でサービスを提供することを評価した点数が，次々に導入されてきた．たとえば，「診療情報提供料」「退院指導料」「精神科退院指導料」「リハビリテーション総合実施計画料」などである．現在は入院基本料等加算として，「緩和ケア診療加算」「栄養サポートチーム加算」「医療安全対策加算(1)(2)」「感染防止対策加算(1)(2)」「入退院支援加算」「総合評価加算」などがあり，多くの医療機関が届け出ている(表2)．

2010(平成22)年の診療報酬改定では，急性期病院での多職種からなるチーム医療がさらに評価された．「栄養サポートチーム加算」は，栄養障害を生じるリスクの高い患者に対して，医師，看護師，薬剤師，管理栄養士などからなるチームにより，週1回以上の回診やカンファレンス，患者への治療・療養を行うなど栄養改善の取り組みを評価したものである．「呼吸ケアチーム加算」は，医師，看護師，臨床工学技士，理学療法士などからなる

[※2]：1つの場所で必要な作業(手続き)が一度で完了できるように設計されたサービスのこと．

表2　主な入院基本料等加算届出状況

	平成28年	平成29年	平成30年
緩和ケア診療加算	230	236	355
栄養サポートチーム加算	1,182	1,166	1,403
医療安全対策加算(1)	1,771	1,786	1,792
(2)	1,848	1,878	2,033
感染防止対策加算(1)	1,249	1,296	1,331
(2)	2,652	2,678	2,718
入退院支援加算	4,156	4,215	4,281
総合評価加算	1,866	1,927	2,002

主な施設基準の届け出状況等 https://www.mhlw.go.jp/content/12404000/000546464.pdf

チームにより，人工呼吸器の離脱に向け，適切な呼吸器設定や口腔状態の管理などの総合的な取り組みを評価したものである．

　また，チームマネジメントを前提とした特定入院料も，近年増えてきている．2000（平成12）年の回復期リハビリテーション病棟入院料，2004（平成16）年の亜急性期病床入院料である．これらは，医師，看護師，理学療法士，作業療法士などが共同でリハビリテーションプログラムを作成したり，在宅支援を行うことを評価している．回復期リハビリテーション病棟と亜急性期病床は，中期医療入院機関として位置づけられ，リハビリテーション，多職種によるチームマネジメント，在宅復帰を目指したケアマネジメントを強化している．ただし，亜急性期病床は病床数が制限されているが，在宅復帰支援担当者を専任で配置しているところが強みである．

　リハビリテーションについては，2006（平成18）年の診療報酬改定で，理学療法，作業療法，言語聴覚療法と分かれていた体系を見直し，「心疾患」「運動器」「脳血管」「呼吸器」の4疾患に着目した評価に再編された．脳血管リハビリテーションでは，医師，理学療法士などリハビリテーション従事者配置の他に，新たに管理栄養士の配置を義務づけた．リハビリテーション総合実施計画書は，医師，看護師，リハビリテーション従事者，医療ソーシャルワーカーなどが共同で作成するなど，チームマネジメントを基本としている．

　また，「総合評価加算」においては高齢者の心身の特徴を鑑みて，生物・心理・社会モデルを枠組みとしたアセスメントをチームで行うことを推奨している．アセスメントツールとして，CGA（comprehensive geriatric assessment：高齢者総合的機能評価）[※3]などを用いて，身体・生活機能，精神・心理，社会・環境面を合わせた包括的なアセスメントを求めている．つまり，施設基準を満たし，CGAでアセスメントした場合には「総合評価加算」が算定できる．さらに，退院困難な要因を有する高齢者に対し，なるべく早い時期に

※3：高齢者総合的機能評価の枠組みは，①健康状態（身体機能，疾患，栄養状態，筋力，視力，聴力など），②機能状態（ADLやIADLなど生活機能），③精神・心理状態（主観的幸福感，うつ状態，認知機能など），④社会・環境面（家族や介護者の状態，友人や近隣などの人的な環境，居住環境，職業，趣味，役割，所得など）で構成されている．CGAの応用例として，MDS-HCがある．

CGAでアセスメントし，支援計画を作成し，ケアマネジャーや在宅サービス事業者などと共同でカンファレンスを行った結果，退院となった場合には，「急性期病棟等退院調整加算」や「介護支援連携指導料」が算定できる．
　チームマネジメントの過程では，膨大な情報を共有し，複数の帳票類に記入するという事務作業が発生する．さらに診療録の内容を理解するために，さまざまな情報を分析・解釈し，チームメンバーに質の高い情報を提供する人材が求められる．このような役割を担うのが，診療情報管理士である．DPC（diagnosis procedure combination：診断群分類）や電子カルテの運営にはなくてはならない職種であり，「診療情報管理体制加算」で配置が評価されている．

3　介護報酬からみたチームマネジメント

　2000（平成12）年に創設された介護保険制度は，ケアマネジメントを「介護支援サービス」として位置づけ，多職種協働アプローチを基本としている．そのため，介護報酬はチームマネジメントを評価しているものが多い．ケアマネジメント[※4]とは，ディビッド・P・マクスリーによれば，「多様なニーズをもった人々が，自分の機能を最大限に発揮して健康に過ごすことを目的として，フォーマル及びインフォーマルな支援と活動のネットワークを組織し，調整し，維持することを計画する人（もしくはチーム）の活動」と定義している[2]．
　ケアマネジメントは，1970年代のアメリカの精神科病院の退院支援を促すツールとして，主にコミュニティケアを推進する中で展開されてきた．当時はケースマネジメントという用語を用いていた．ケースマネジメントは，対人関係を築きながら，複雑な精神障害者の生活ニーズを明らかにし，ニーズに合致するサービスを提供する方法を体系化したものである．その後，イギリスのコミュニティケアに導入され，1990年に制定された国民保健サービスおよびコミュニティケア法では，「ケアマネジメント」という用語が使われるようになった．これは，「ケース」という言葉が冷たい印象を与えること，マネジメントするのはケアであり，本人（ケース）ではないことから，「ケアマネジメント」が用いられるようになった[3]．
　その後，ケアマネジメントの対象者は，要介護高齢者だけでなく，障害者，生活困窮者，退院・退所者，難病や慢性疾患のある患者，認知症の患者，被虐待児童とその家族，終末期にある人にまで広がってきている．
　介護報酬においてケアマネジメントの直接的な評価対象となっているのは，居宅介護支援である．ここではケアマネジメントのプロセスを意識的に踏むことを重視しており，そ

※4：ケアマネジメントのプロセスは，①インテーク（受理），②アセスメント，③ケアプランの作成（カンファレンスの開催を含む），④ケアプランの実施，⑤モニタリング，⑥再アセスメント，⑦終結である．ケアマネジメントの構成要素は，①ケアマネジメントの利用者，②地域の社会資源（インフォーマルもフォーマルも含む），③利用者と社会資源をつなげるケアマネジャーである．ただし，ケアマネジメントはケアマネジャーと利用者が1対1で進めるのではなく，多職種チームによって進められる．すなわち，ケアマネジメントとチームマネジメントは車の両輪である．

表3　人口1,000人当たりの医師数・看護職員数

	医師数	看護師数
日本	2.5	11.8
アメリカ	2.6	11.9
フランス	3.2	10.8
ドイツ	4.4	14.0
カナダ	2.7	10.0
イタリア	4.1	6.2
イギリス	3.0	8.2

(OECD Health Statistics 2021)

のため，プロセスにおける多職種チームの参加を推奨し，ケアマネジメントを円滑に進めるツールとして，サービス担当者会議の定期的な開催を義務づけている．

また，介護保険施設では，施設ケアマネジメントの一環として，定期的に多職種によるチームカンファレンスを開き，栄養ケアマネジメント，リハビリテーションマネジメント，身体拘束廃止やリスクマネジメントなどを行っている．

4　チームマネジメントの今日的な課題

医療・福祉のチームマネジメントを取り巻く課題には，以下のようなものがある．ここでは，概略的なレベルにとどめ，p29「6．チームマネジメントの課題と対応策」で詳細に述べる．

①限られた資源で最大の効果を生み出すマネジメントが求められている

わが国は，諸外国と比べて病床数が多く，人員配置が手薄である．医療・福祉サービスは典型的な労働集約的産業であるが，諸外国と比較すると，多くの病床を手薄な人員配置で回している，いわゆる労働倹約型産業となっている．

OECD Health Statistics 2021 によれば，わが国の人口1,000人当たりの病床数は13.1床と，他のOECD諸国に比べて多い（ドイツ8.0床，フランス6.0床，カナダ2.5床，イギリス2.5床）．1,000人当たりの医師数は，日本2.5人に対し，ドイツ4.4人，フランス3.2人，カナダ2.7人，イギリス3.0人と比較すると少ない．看護職員数は，日本11.8人に対し，アメリカ11.9人，フランス10.8人，カナダ10.0人と同水準で，イタリア6.2人，イギリス8.2人よりは多い（表3）．

しかし，表4に示すように，1病院，1病床当たりの医師数と看護師数になると，他国を大幅に下回る．これは，他国に比べて病院数・病床数が多いため，1病院，1病床当たりの医師数，看護師数が少なくなってしまうからである．1病床当たりの医師数は，アメリカ0.9人，カナダ1.1人，イタリア1.3人に対し，日本はわずか0.2人と極めて少ない．1病床当たりの看護師数は，アメリカ4.1人，カナダ3.9人，イタリア1.8人に対し，日

表4　1病院・1病床当たりの医師数と看護師数

	1病院当たりの医師数	1床当たりの医師数	1病院当たりの看護師数	1病床当たりの看護師数	平均在院日数（急性期）
日本	37.7	0.2	177.7	0.9	16.1
アメリカ	136.7	0.9	615.9	4.1	5.5
フランス	69.8	0.5	237.5	1.8	5.4
ドイツ	113.9	0.5	351.8	1.6	7.5
カナダ	141.0	1.1	515.6	3.9	7.5
イタリア	226.9	1.3	327.6	1.8	5.9
イギリス	98.9	1.1	270.7	3.1	5.9

（OECD Health Statistics 2020）

本は0.9人である．1病院当たりの医師数と看護師数についても同様の低さである．

　また，急性期病床の平均在院日数は，日本16.1日と長く，アメリカ5.5日，ドイツ・加カナダ7.5日，フランス5.4日と短い．

　2006年の医療制度構造改革において，病床数を削減して医療従事者を増やそうとする政策に転換しているが，OECD諸国の水準には達していない．

　長引く経済の低迷と，医療費の増大により，大幅な人員増は期待できそうにない．そうであれば現実を受け入れて，現状の人員配置の中で，役割分担や業務内容を見直したり（一部役割拡大含む），効率的な仕事の進め方をチームとして考えることが重要である．マネジメントとは，そもそも異なるモノや価値観をやりくりして，バランスのとれた成果を生み出すこと，限られた資源で最大限の効果を生み出す営みであることを強調したい．

②医師を頂点とした階層構造を構築しやすい

　これは，医師の業務独占により，医師でなければできない行為が明確であること，コメディカルは，医師の指示がなければ業務を遂行できない仕組みになっていることも関係している．法的には医師の指示は，包括的指示と個別的指示に分かれるが，包括的指示の概念が曖昧なため，しばしば役割分担をめぐって対立が起こる．生命にかかわる分野では，医師の管理下での明確な個別的指示が必要であるが，そうでないところでは，包括的指示を拡大して，コメディカルの自律性を高めてはどうだろうか．

　コメディカル職の教育の高度専門化は目覚ましいものがある．2012（平成24）年には，6年制の薬学教育を受けた薬剤師が誕生する．医師の業務負担を軽減する意味でも，他の職種の知恵と力を借りる仕組みにしてはどうだろうか．これからのチームマネジメントは，コメディカルが自律性を高めるとともに，ルールをもった業務拡大が求められる．同時に，チームとしてのまとまりをもたせるためには，専門職を束ねるジェネラルマネジャーが必要である．

③教育課程や価値観が異なる専門職で部署を形成している

　医療現場では職種別部署組織（看護部・リハビリテーション部など）が形成され，それぞれに指示命令系統がある．部署の独立性は高いが，部署間の連携は弱く，セクショナリズ

ム（sectionalism：部局割拠主義）になりやすい．セクショナリズムとは，組織内のある部門が既得権や利害にこだわり，外部からの干渉を排除しようとすることで，縄張り意識ともいう．

このような意識になるのは，基礎教育で連携教育を学んでいないことも原因にある．イギリスでは2009年，医学部卒前教育改革の指針に，専門職連携教育（IPE：inter-professional education）を必須化することを盛り込んだ．さらに，WHOも2010年にIPEを推奨する方針を打ち出している．わが国においては，一部の先駆的な大学でIPEが導入されているが，現任教育ではほとんど報告されていない．今，必要なことは組織に横串を入れる教育体制・方法・教材・リーダーをつくることであろう．

④チーム対チームという新たな対立が起こっている

③のセクショナリズムを解消するために，緩和ケアチーム，リハビリテーションチーム，栄養サポートチームなど，各部門からメンバーを募った専門的なチーム，いわゆるコンサルテーション型チームが増えている．ただし，コンサルテーション型チームとジェネラリストチーム（病棟スタッフ）との間で，スペシャリスト対ジェネラリストという対立が起こっている．医療の高度化に伴う専門志向は時宜にかなっているが，スペシャリストをうまく活用する組織づくりが後手に回っている．

⑤個々人の仕事に対するコミットメントは高いが，組織へのコミットメントは低い

コミットメント（commitment）とは，やる気や責任感，個人と組織が果たすべき役割や決意のことである．正当な理由がない限り，治療を求める患者の診療を拒否してはならないという応召義務が医師法にも定められているように，医療従事者には専門職としてのプライドと使命感が根底にある．横の連携がない組織（セクショナリズム）に馴染んできた人間がチームで活動しようとすると，自分の立ち位置がはっきりせずどのように対応してよいのかわからない，あるいは自らの存在感を感じられないといった理由から，チームへのコミットメントがもてなくなる．

⑥対人関係スキルが求められている

利用者・家族の消費者意識が高まり，情報の提供，説明と同意，合意形成などをチームとして行う機会が増えた．いうまでもなく，医療・福祉サービスは，利用者・家族との信頼関係が不可欠であり，そのためには対話型コミュニケーションや当事者の参加を促すスキルが重要である．このような対人関係スキルは，元来資質として備わっているものではなく，学習によって獲得するものである．しかし，このようなスキルを身につける教育方法が未確立である．

また，クリティカルパス，リハビリテーション総合実施計画，CGA（高齢者総合的機能評価）など連携を促進するツールや，これらを評価する診療報酬・介護報酬は充実してきた．しかし，これらはあくまでも手段であり，目的ではない．時として，手段が目的化するような現象が散見される．これらのツールは，患者・家族との信頼関係があってこそ効果をあげる．

2 チームマネジメントと関連用語の整理

1 本書で使用するチームマネジメントと関連用語

①チーム(team)

ロビンソン(2009)によれば，チームとは，協調を通じてプラスの相乗効果(シナジー)を生むもので，これにより，個々の投入量の総和よりも高い業績水準をもたらすものとしている[4]．

全米リハビリテーション学会(1975)では，「共通する要素を持ち，共通の目的に向けて働く，二人もしくはそれ以上の，職種を異にする専門家による集団」としている[5]．つまり，目標を達成するために，異なる職種の人たちが協働で活動すること．たとえば，「児童虐待対策チーム」は，児童虐待に対してさまざまな立場からなる専門職の集まりである．

チームではメンバー間に相乗効果が生まれる．相乗効果とは，立場や考え方が異なる者同士が対話することで，メンバー間で刺激し合い，さまざまな案が出てくるような状態のことである．個々のメンバーの力を足しただけでなく，それ以上のプラスの効果が期待できる．ただし，チームを形成すれば自動的に相乗効果が発揮されるわけではない．リーダーシップ，メンバーシップ，メンバー間の信頼関係と円滑なコミュニケーションなど，優れたチームを形成するための前提条件が必要である．

また，古川(2004)は，チームを3つのレベルに分けている[6]．①レベル1：円滑な連携と協力のもとで，ホウレンソウ(報告・連絡・相談)が行われている状態，②レベル2：役割を超えた活動が提供されている状態，③レベル3：創発的なコラボレーションが求められる状態．レベル3では，メンバー間の相互の知的刺激や交流があり，それを通して新規の発想，創造的な知識が触発され，独創的なサービスや製品が生み出される．

②グループ(group)

類似した職務を担当する人たちが複数集まっていること．医局，看護部，人事課，総務課などは，似たような仕事をする人たちの集まりである．相乗効果は発揮されず，業績は個々のメンバーの総和になる．チームとグループを同義語として扱う場合もあるが，本書では区別して使う．

③多職種チーム(interdisciplinary team)

菊池(1999)によれば，「分野の異なる専門職がクライエントおよびその家族などの持つニーズを明確にした上で共有し，そのニーズを充足するためにそれぞれの専門職に割り当てられた役割を，他の専門職と協働・連携しながら果たしていく少人数の集団」と定義している[7]．

角谷(2008)は,「保健・医療・福祉分野などの専門職によって構成されるチーム,メンバー間のコミュニケーションによって,相互理解を深め,目標の共有化を行い,フラットな関係によって役割を遂行する.コミュニケーションはチーム内に留まらず,対象者(利用者及び家族)との間で常にとられ,利用者のニーズを把握したうえで,それを充足するに最も効果的かつ効率的なチームが編成され,刻々と変化するニーズに対応するサービスを提供するに最も相応しいスタッフが主導権をとりながら,サービスを提供するチーム」としている[8].ここでは,多職種チームは利用者のニーズによって,メンバー構成,リーダーが変化し,その時々に適切なチームを構成することを強調している.

④チームケア(team care)

鷹野(2008)によれば,「利用者の必要(ニーズ)を充足するために機能すべく集合する,複数の医療と福祉の専門職を成員とする専門家チームによって行われるケアサービスのシステムと機能」と定義している[9].つまり,多職種で構成するチームの存在と,チームケアが展開されるシステムが必要になるとしている.

⑤チームアプローチ(team approach)

患者や家族とともに医療スタッフが全体としてチームをつくり,専門的な情報交換をしつつ有効でバランスのとれた有機的アプローチを行うこと.特に患者や家族には病状や潜在的能力・治療方針と手技の選択についてわかりやすく説明し,同意を得ることが必要である(インフォームド・コンセント)[10].

⑥マネジメント(management)

P. F. ドラッカー(1999)によれば,マネジメントとは,経営,運営,管理を包括した用語で「目的を達成するための実践」であるとしている[11].さらにマネジメントには3つの役割があるとしている.それは①自らの組織に特有の使命を果たす,②仕事を通じて働く人たちを生かす,③自らの組織が社会に与える影響を処理するとともに,社会の問題解決に貢献する,である.近藤(2007)は,「最小限の資源で最大限の成果をあげることを追求する『やりくり』という広義の意味がある」としている[12].堀(2009)は,「目標を達成するための具体的な計画をつくり,組織が持つさまざまな資源の配分や構造を決める.さらにメンバーの進捗状況を管理して成果へと導き,その過程を振り返ることで業務の質を高めていく」としている[13].

⑦チームマネジメント(team management)

チームケアを遂行するためのやりくり・手立て,つまり異なる教育背景や価値観をもつ多職種を統合するやりくり・手立てである.また,限られた経営資源(人,モノ,お金,情報,知識)を活用して,質の高いサービスを提供する仕組みである.

⑧連携(collaboration, cooperation)

筒井(2003)は,「異なる専門機関(もしくは組織)が,より良い課題解決のために,共通の目的を持ち,情報の共有化をはかり,協力し合い活動すること」[14]と定義している.

前田(1990)は,「異なる分野が一つの目的に向かって一緒に仕事をすること」とし,さらに「連携は3段階で発展する」としている[15].まず,第1段階は「連絡の段階」で,異なる部署・職種間で随時の報告・連絡・相談を行う.第2段階は「連携の段階」で,異なる部署・

職種との定期的な会議やカンファレンスにより業務連携が行われる．ここで多職種チームが形成されることになる．第3段階「統合の段階」は，地域も含めたすべての社会資源が一体化され，恒常的につながり，ネットワークを形成する．

　この考え方は，後述する3種類のチームモデルに対応するものである．「連絡の段階」は連絡モデル，「連携の段階」は連携・協働モデル，「統合の段階」はネットワークモデルとなる．

⑨調整（coordination）

　筆者は，「複数のニーズを持っている利用者に対し，そのニーズに最適なサービスを結びつけるように，複数の関係機関に働きかけること．さらに，関係機関がそれぞれの立場から協力関係を結べるように支援すること」と定義している[16]．

⑩ファシリテーション（facilitation）

　フラン・リース（2002）は，「中立的な立場で，チームのプロセスを管理し，チームワークを引き出し，そのチームの成果が最大となるように支援する」ことと述べている[17]．堀によれば，「集団による知的相互作用を促進する働き」であり[18]，お互いを活かし合うスキルであり，チームメンバー間の相乗作用を活性化する．ファシリテーションについては，第2章p52を参考にされたい．

2　本書が考えるチームマネジメント

　本書では，チームマネジメントを次のように定義する．「組織・チームが，人，モノ，お金，情報，知識という経営資源を共有し，有効に活用することで，質の高いサービスを生み出す営み」．つまり，自己の考えや価値観とともに，多職種の教育背景，価値観，考え方の違いを尊重しつつ，相互理解を基盤にして，協働でチームを形成し維持する活動であり，①目標の共有化，②情報の共有化，③相互理解を基盤とした役割分担，の3つの構成要素が必要となる．さらにこれらを動かすツールとして，カンファレンス，ファシリテーション技術，アセスメント・ケアプラン表，クリティカルパスなどの記録や情報伝達システムが必要になる．つまり，記録や情報伝達システムといったツールによって，3つの構成要素が運用され，チームマネジメントが行われるのである（図1）．

　情報の共有化について若干説明を加えると，もっている情報を提供するだけでなく，情報を交換すること，専門職としての意見を，根拠をもって伝え，それをチーム全体で共有しながら，対象理解を深めていくことである．すなわち，「対象理解の深化」であり，アセスメントの過程と同じといえる．したがって，情報交換という双方向性がチーム内になければ，活きた情報にはなりにくい．

　野中（2007）は，連携や協働する際に，強く考慮しておくべき事柄について私見としてまとめている．①共通した目標（ただし，何らかのインセンティブが伴われなければならない），②能力と限界を伴ったアイデンティティ，③適切なコミュニケーション，④チームケアを育む場，⑤お互いが変容することを避けず，変わることの喜びが共有できる[19]．こ

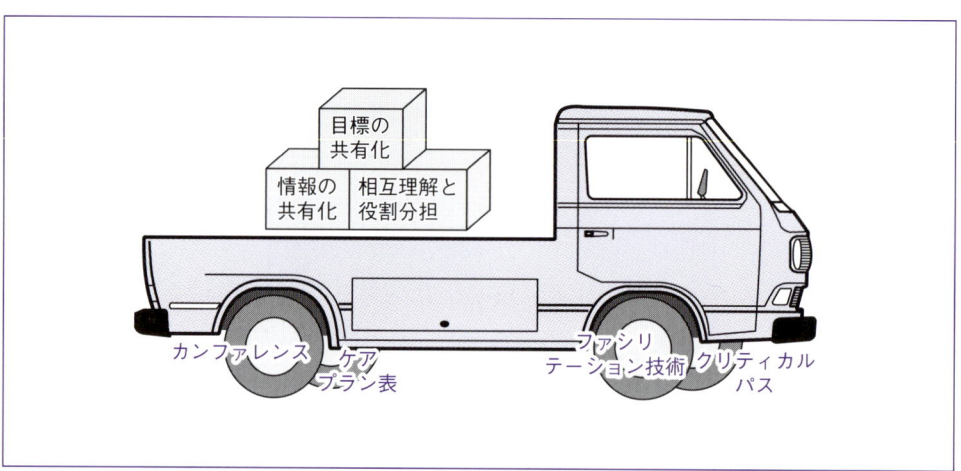

図1 チームマネジメントの3つの構成要素

の5項目については，筆者も同様の考えをもっており，特に⑤の「お互いの変容」は，「自己のモデルの更新」であり，更新により成長が実感できる．

3 チームの類型(モデル)

1 多職種によるチームの類型

近藤(2007)は,多職種によるケアの類型(モデル)として,「連絡モデル」「調整モデル」「連絡・協働モデル」「統合モデル」の4つに分類できるとしている.また,チームマネジメントの質を決める要素として,①チームとしてのゴールの共有,②多面的評価と共通認識,③チームとしての適切なモデルの選択,④チームのリーダーシップ,をあげている[12].

1 菊地が提案する3つのモデル

菊池(1999)は,多職種チームについて,「専門職間の協働・連携の程度」と「チーム内での役割解放の程度」の2つの軸を使って3つに類型している(図2)[7].

①マルチディシプリナリー・モデル(multidisciplinary model)

緊急な課題を達成するために,しばしば1人の人物の指示により,チームの中で与えられた役割を果たすことに重点を置いたチーム.自分の役割に限定して,それぞれが独立して仕事を行うため,連携や協働の機能は弱い.救急や急性期医療に多くみられるモデルである.後述する「連絡モデル」に該当する.医師がリーダーとなり,指示に従って各々が仕事をするという階層構造(ヒエラルキー)になりやすい.緊急性の高い状況下では,医師に裁量権を委ねることが多いが,このような場合であっても医師と患者間は対等であり,インフォームド・コンセントを前提としているのはいうまでもない.

②インターディシプリナリー・モデル(interdisciplinary model)

このモデルは,チームに課せられた複雑な,しかし緊急性がなく直接人命にかかわることが少ない課題(ただし,課題は多様である)を達成するために,各専門職が協働・連携してチームの中で果たすべき役割を担いながら,目的・目標を共有していく.各人でアセスメントを行うが,アセスメントの結果は,コミュニケーションやファシリテーションスキルなどを使ってチームに統合される.よく訓練された在宅ケアチームや退院支援チームにみられる.後述する「ネットワークモデル」に該当する.

③トランスディシプリナリー・モデル(transdisciplinary model)

マルチディシプリナリーとインターディシプリナリー・モデルの中間のタイプ.多職種による連携・協働に加えて,「役割解放(role release)」が加わる.役割解放とは,ある職種の固有の役割を,違う職種が意図的そして計画的に行うことである.たとえば,通所サービスでは,生活リハビリを理学療法士が行ったり,場面によっては看護師または介

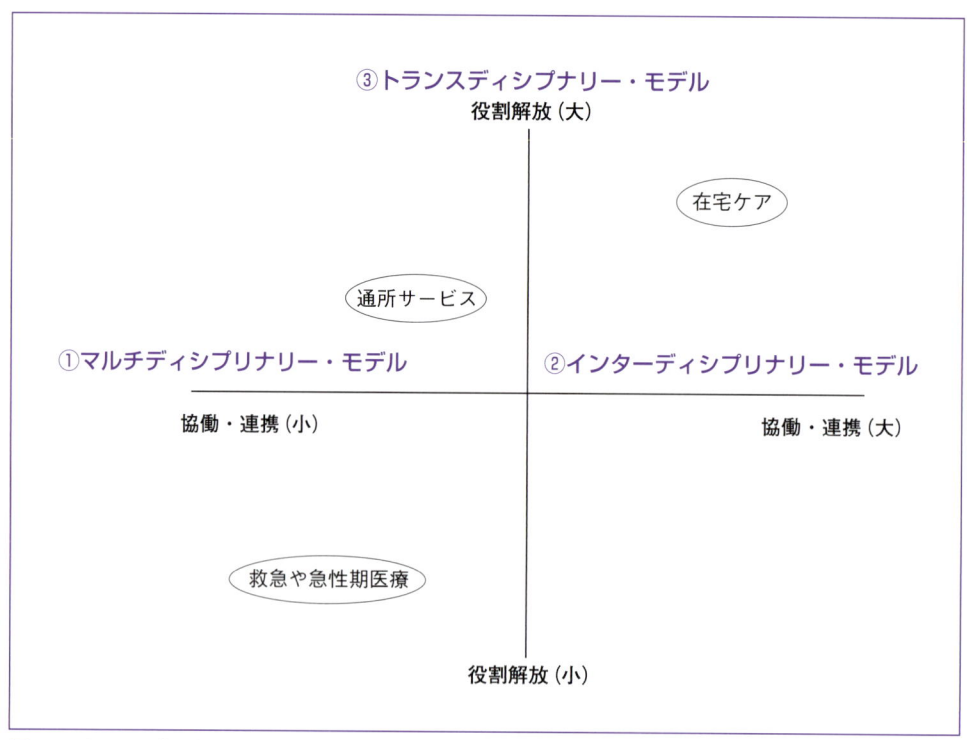

図2 チームの類型
〔菊池和則:多職種チームの3つのモデル—チーム研究のための基本概念整理. 社会福祉学 39(2):283, 1999 より一部改変〕

護職員が行うことも多い．後述する「連携・協働モデル」に該当する．

上記モデルはチームの良し悪しを評価しているものではない．課題に応じてチームの形態を選択するため，つまり，与えられた課題を達成するために最も適したモデルを用いるためのものである．ただし，実際のチームは達成すべき課題の多様性ゆえに，モデルを組み合わせたり，一部アレンジするなど柔軟な対応を行っている．

2 鷹野が提案する2つのモデル

鷹野(2008)は，チームを「形式的チーム」(構造)と「機能的チーム」の2つに類型している[9]．

①形式的チーム(multidisciplinary)

非干渉かつ不連続を特徴とするチーム[9]．このようなチームでは，専門職間の非干渉と連携不足が，情報の伝達不足を生じさせ，利用者情報が共有されず，従事者間の認識不足が利用者のケアに対する不満や，ケア事故の要因の1つとして認識される．

②機能的チーム(interdisciplinary)

情報の共有化をはじめ，よりよい治療サービスを提供することを共通の使命とするチームマインドを共有しているチーム．

1990年代からは，前述したように，医療・福祉の現場は，多職種が参加する複数のプ

ログラム(栄養マネジメント，リスクマネジメントなど)が並行して提供されている．また，プログラムによってメンバー構成，内容や方法が異なっていることから，これらのプログラムを総合的・一体的に運用するリーダー，プログラムマネジャーが求められる時代になりつつある．

医療においては病院の機能分化が進み，急性期病院を中心に「栄養サポートチーム(NST)」「緩和ケアチーム」「呼吸ケアチーム」など専門チームが増加し，診療報酬で評価されている．これらのチームは，専門性が高く知識が豊富な医療職を配置し，病院内を横断的にコンサルテーションするいわゆるモバイルチームである[※5]．モバイルチームは，病棟チームと協働で，計画書やクリティカルパスに基づいて回診やカンファレンス(週1回以上)を行い，指導・評価・フィードバックを行う．本書ではこのようなチーム活動を「コンサルテーション型チーム」と定義し，第3章p101に具体的な活動を紹介している．

2　本書で扱う3つの類型

本書ではチームのモデルを，①連絡モデル，②連携・協働モデル，③ネットワークモデルの3種類に分類する(表5)．モデルを示す目的は，チームのあり方をモデルに当てはめるのではなく，チームマネジメントを考える際に，どのようなチームとなっているのか，わかりやすくするためである．また，モデルに対して優劣をつけるのではなく，チーム内で与えられた課題を解決するためには，どのようなモデルが適切かを，そのつど選択することが重要である．チームが今，どのような状態なのかをイメージしたり，どのようなチームが適切なのかを判断する際には，このようなモデルが判断の下支えとなる．

1　連絡モデル

連絡モデルとは，手術，緊急時，急性期医療で展開されるチームである．医師にすべて情報と権限を集中させることで，迅速かつ効果的に医療を提供する．医師が総合的に判断したものをチームの考えとして，患者に伝える．他の職種は医師の判断や意見をわかりやすく伝えたり，言葉を補充するなどして，患者の理解を促進する役割に徹する．

看護師との指示・報告関係がコアになり，さらに薬剤師，臨床検査技師，臨床工学士などがサポートする構造である(図3)．専門職としての知識・技術が求められるが，職種間の連携は弱い．医学モデルが中心になるため，心理・社会面の支援は病状が回復した段階で導入される．そのため，医療ソーシャルワーカー(MSW)の存在は弱い．

ただし，最近ではこのような医師を中心としたパターナリズムが見直され，緊急度の高い状況下であっても，患者と支援者の平等な対人関係を重視し，丁寧なインフォームド・

[※5]：「栄養サポートチーム」では，栄養管理にかかわる所定の研修を修了した医師，看護師，薬剤師，管理栄養士の配置を，「緩和ケアチーム」では，医師，精神科医師は緩和ケア3年以上の経験を，看護師は緩和ケアに関する研修(6か月以上)の修了者などの配置を，「呼吸ケアチーム」については，看護師は人工呼吸管理などに関する研修(6か月以上)の修了者，臨床工学技士は人工呼吸などの保守点検の経験を3年以上有する者，理学療法士は呼吸器リハビリテーションを含め5年以上の経験者の配置を求めている．

表5　チームモデルの特徴

	リーダーまたはコーディネーター	チームメンバー	チームの特徴
連絡モデル	医師(強い)	役割分担が明確で，自己の役割に限定して活動．メンバー間の連携は弱い．	情報を共有化し，報告・連絡・相談を密に行い，スピーディーな意思決定．
連携・協働モデル	医師・看護師による協働	自己の役割に徹しながらも，状況に応じて役割が重複する．メンバー間の連携や相互作用が出てくる．	コアチームとアソシエートチームが情報を共有化し，報告・連絡・相談を密に行う．課題に応じて変化するなど柔軟な対応．
ネットワークモデル	病院側：看護師またはMSW 在宅側：ケアマネジャー	しばしば自己(自事業所)の役割を超えた役割を担う．交流や連携はメンバ間に留まらずに，チーム対チームに発展していく．	2つ以上のチームが存在し，それぞれにコーディネーターがいる．チーム対チームの相互作用が働く．

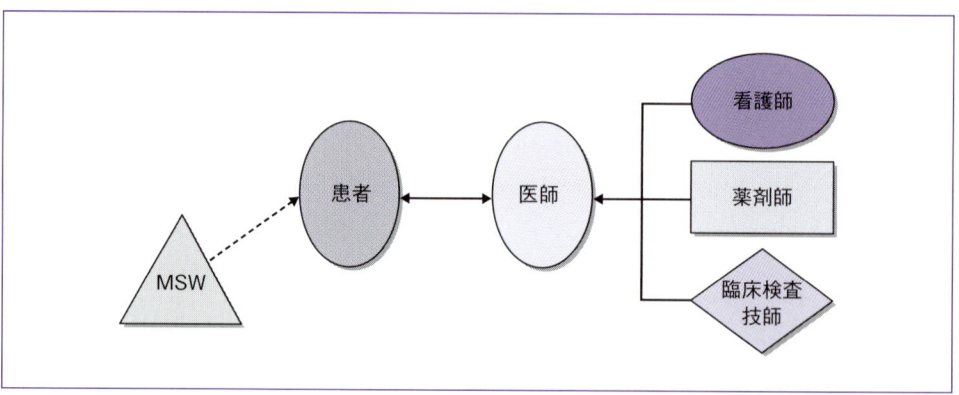

図3　連絡モデル

コンセントが行われている現状がある．

2 連携・協働モデル

　患者が回復する過程においては，さまざまなプログラムが用意され，そのプログラムのすべてに医師がリーダーとなって展開するのは限界がある．また，チームメンバーには能力差があり，すべてのメンバーが完璧な仕事をするわけではない．不十分なところを他のメンバーがカバーし，重要なことが抜け落ちないように補い合うことでミスやトラブルを未然に防ぐことができる．連携・協働モデルは専門職同士の干渉があり，お互いに評価し合うため，医療事故を防ぐ効果がある．干渉することで，チーム全体に不愉快な雰囲気が漂うこともある．

　連携・協働モデルは，患者対医師という構図ではなく，患者とかかわりの深いメンバー(看護師やMSW)が患者・家族とともにチームを形成する．これをコアチームと呼ぶ．その周りに協力メンバー(医師や薬剤師など)がいて，コアチームをサポートしている．協力

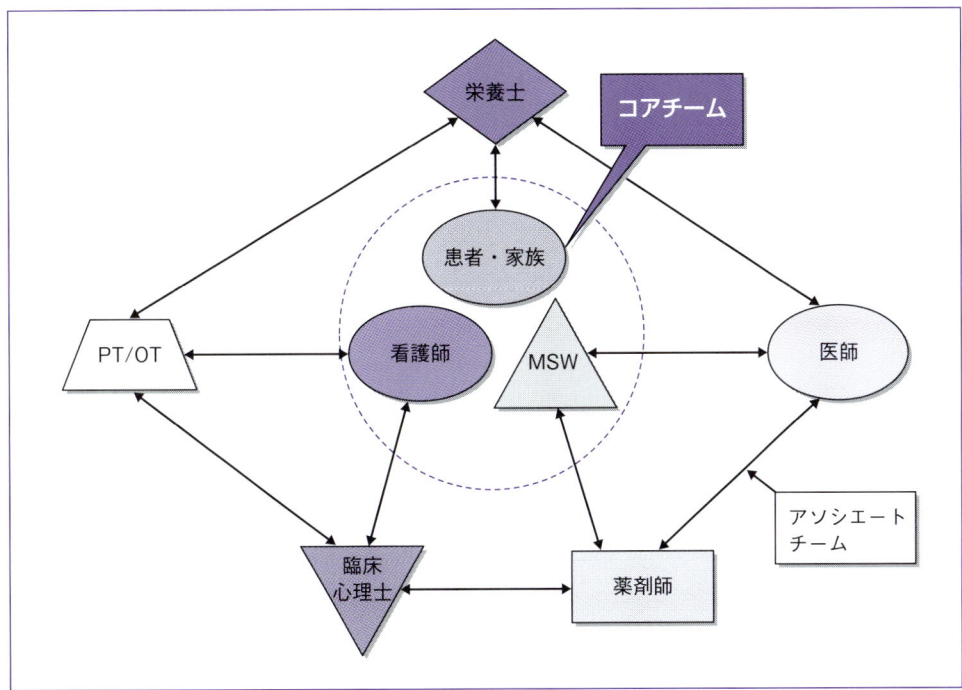

図4 院内における退院支援の連携・協働モデル

メンバーをまとめてアソシエート・チームと呼ぶ．
　問題や課題によって，コアメンバーは異なる．図4の院内における退院支援のコアチームのメンバーは，患者・家族，看護師，医療ソーシャルワーカー(MSW)が望ましいが，栄養ケアマネジメントは，患者・家族，看護師，管理栄養士というメンバー構成が適している(図5)．
　コアチームの役割は，①他のメンバーとの意見のすり合わせを，カンファレンスなどで丁寧に行う，②チームメンバー間で情報の共有化をはかる，③コミュニケーションをこまめにとり，信頼関係を築く，である．コアチームと協力メンバー間の合意形成に時間を要するものの，多面的な見方ができたり，創造的な発想で思いもよらない解決策が見出せるなど，成果は大きい．
　本モデルは多職種チームが基本であり，共通言語または共通の価値観として，国際生活機能分類(international classification of functioning, disability and health：ICF)による生物・心理・社会モデルで人間の生活をとらえることを勧めたい．

3 ネットワークモデル

　一般的にネットワークとは，独立した個人や企業が緩やかに結びついている形態であり，組織や部門の壁を乗り越えて，単独では成しえない力を発揮するものである．若林(2009)は，ネットワーク組織の特徴について，以下の5点を指摘している[20]．かっこ内は筆者の解釈である．

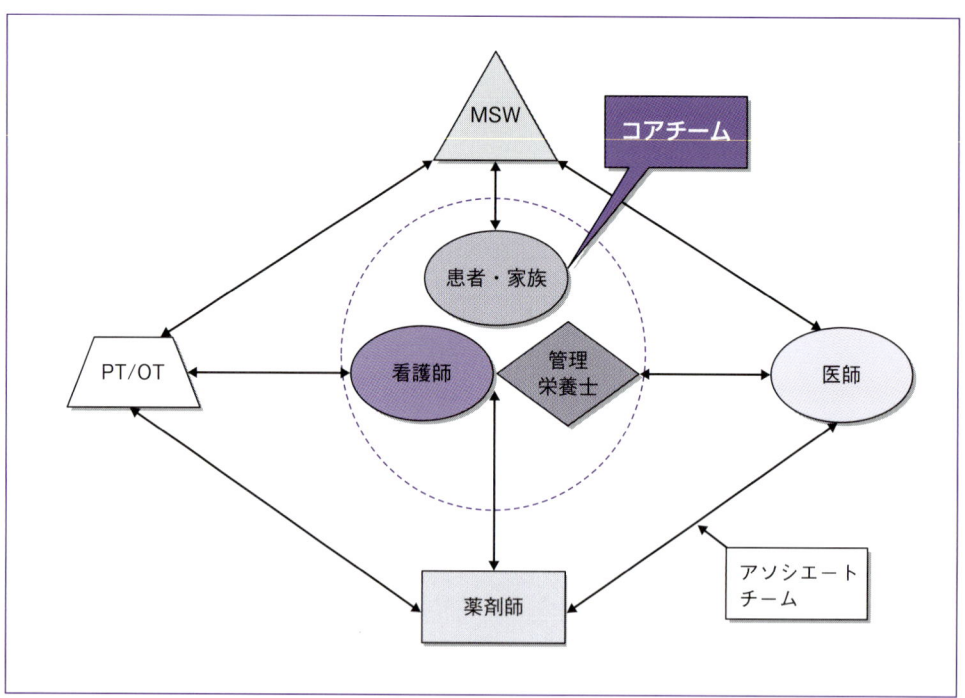

図5　栄養ケアマネジメントの連携・協働モデル

①フラットで柔軟な結合(状況や課題に合わせて組む相手が異なること)，②組織の壁を越えた協働，③ネットワークを通じた資源，人材，情報の動員，④外部環境が判断基準(家族や地域が求めている判断基準に照らし合わせること)，⑤自己組織的で柔軟な変化(地域社会や環境の変化に対して柔軟に対応すること)である．

ネットワークモデルには，さまざまなタイプがある．たとえば，プロジェクトチームやコンサルテーション型チーム(以上，施設内)，地域緩和ケアチームや精神保健ケアチーム(以上，施設内外)などである．いずれのタイプもフラットな人間関係がベースになり，活発なコミュニケーションのもとで，情報や知識の交換をスムーズに行う．状況や課題に応じて組む相手が異なるという柔軟性をもっている．

ネットワークモデルが円滑に動くためには，問題や情報を交通整理する場としてのネットワーク仲介部門(ハブ拠点)が必要になる．「ハブ」とは，本来はネットワークの中心に位置し，複数のケーブルを集約する装置である．医療・福祉チームにおける「ハブ拠点」は，異なる2つ以上のチームをつなぐところである．第3章 p 104，7「災害時における医療・福祉チームマネジメント」でも地下鉄サリン事件を例に，突発的事態における「情報のハブ拠点」の有効性をまとめている．

ハブ拠点に配属される人物は，ネットワークの種類によって異なる．たとえば，退院支援であれば，病院チームと在宅チームをつなぐため，患者・家族，退院調整部門の医療ソーシャルワーカー，病棟看護師，ケアマネジャーの混成チームがハブ拠点となる(図6)．

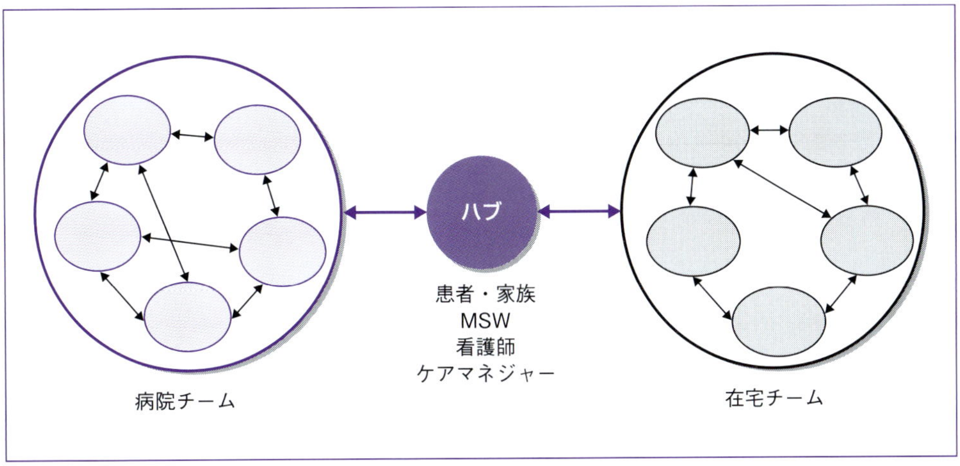

図6　ネットワークモデル

　ネットワークの構成員は，複数の部門・部署に属するのが特徴である．たとえば，退院調整看護師は退院調整部門に所属しつつも，栄養ケアチームやリハビリテーションチームにも属する．

　一方，ネットワークモデルは，緩やかで柔軟な結合であり，複数のリーダーが存在することから，調整に時間がかかり，指示関係が曖昧になるという課題がある．短い在院日数で，患者・家族・チームが満足するには，信頼関係で結ばれた「顔が見える関係」が大切である．それゆえ，医療・福祉分野では，ある程度固定した個人・チームによるネットワークモデルが現実的であると考える．

4 医学モデルと生活モデル

　病気や障害の概念を説明するために,「医学モデル」と「生活モデル」が提案されてきた. 両モデルを正確に定義することは難しいため, 本書では「医学モデル」とは治すことに力点を置いた考え方,「生活モデル」は生活支援に力点を置いた考え方とする. 2001年からは, 医学モデルと生活モデルを統合した「生物・心理・社会モデル」としての国際生活機能分類(以下, ICFとする)が, 多職種チームの共通言語として普及している.

1 医学モデル

　医学モデル(生物医学モデル)とは, 治療モデルともいい, 原因-結果という認識論が基本である. 原因(問題)を追究し, それを排除・修正することで, より良い結果が生み出されるという, 問題解決型アプローチである. 障害を個人の問題としてとらえ, 病気や外傷やその他健康状態から直接的に生じるものであり, 医療職による治療が優先される.

　しかし, 生活習慣病や高齢化により病気の完治が難しくなり,「病気や障害とうまく付き合いながら, 生活の質を高めていく」という合意がチームに形成されつつある. そのため, 従来の医学モデルに社会・心理的視点が加わるなど, 生活モデルを取り込む形で進化している.「リハビリテーション総合実施計画書」の枠組みをICF(生物・心理・社会モデル)としていること, CGA(高齢者総合的機能評価)でのアセスメントを推奨していることもその現れである. CGAについてはp6を参照されたい.

2 生活モデル

　社会福祉で実践されている生活モデルは, 人間と社会環境の関連性に着目し, 両者の関係から問題が生じることを強調している. つまり, 障害は個人に帰属するものでなく, 多くは社会環境によってつくられた問題であるとみなし, 社会環境の変容こそ重要である, という考え方である.

　社会福祉学・ソーシャルワークは, ともすれば専門性の確立を急ぐあまり, 医学・医療とのつながりを重視するよりは, その影響から抜け出して差別化をはかろうとする傾向があると指摘されている. 個人の抱える生活問題は病気や障害と深く関係があることから, 医学的な視点を切り離した生活モデルでの実践には限界がある. 前述したように, 医学モデルが社会・心理的視点を加えながら, 時代の要請に合わせて進化していることと同様に,

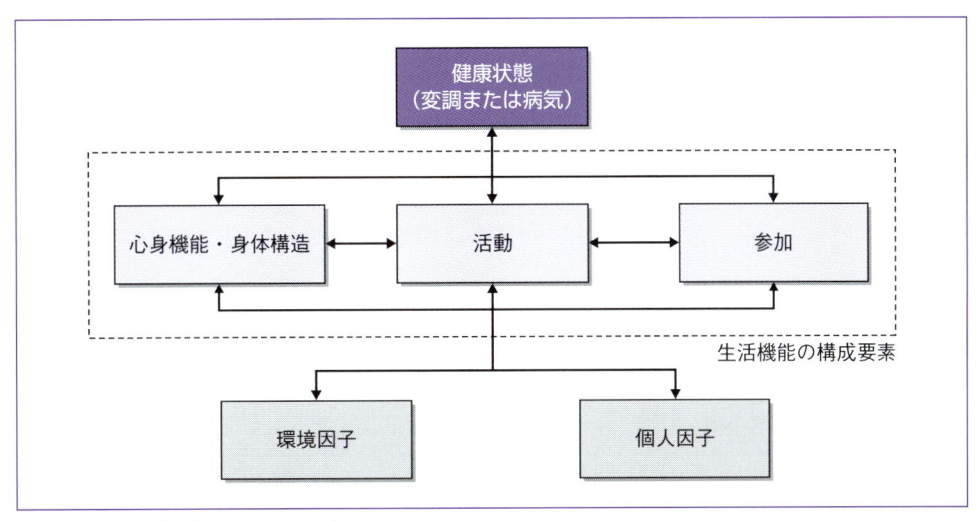

図7 ICFモデル(WHO, 2001)

表6 ICIDHとICFの諸概念の表現

	ICIDH(1980)	ICF(2001)	
	否定的	否定的	肯定的
次元(1)	機能障害	機能障害	心身機能・構造
次元(2)	能力障害	活動制限	活動
次元(3)	社会的不利	参加制約	参加
包括用語	病気の諸帰結	障害	生活機能

　医療との連携のもとで展開される社会福祉は，医学モデルを統合した生活モデルを構築しなければならない．

　近年，医療概念の拡大，医療・福祉サービスの統合，チームケアの推進等により，「医学モデル」と「生活モデル」の対象者・目的が重複するようになってきた．そのため，医学モデルが，生活モデルを取り込む形で拡大している[21]．伝統的な医学モデルの問題点を指摘し，「生活」を強調して対立するだけでは，何も問題は解決しない．次項で説明するICF（国際生活機能分類）も，医学モデルからの決別ではなく，医学モデルと生活モデルの統合である．

3 生物・心理・社会モデルとしての ICF

　ICF（コラム1参照）は，人間の生活機能と障害の分類法として，2001年5月に，世界保健機構（WHO）の総会で採択された．本分類は，これまでの国際障害分類（ICIDH）のマイナス面を分類するという考え方から，生活機能というプラス面からみるように視点を転換し，さらに環境因子・個人因子の観点を加えたことである（図7・表6）．

　ICFは，医学モデルと生活モデルという2つの対立するモデルを統合している．そのため，多職種が協働で作成する「リハビリテーション総合実施計画書」や「居宅サービス計画書」などや，多職種で行うCGAによるアセスメントには，ICFの枠組みや考え方が取り入れられている．

　ICFは，対象者を心身機能・身体構造という生物面のみでとらえるのではなく，社会参加まで含み，幅広く総合的に評価するという狙いがある．そのため，概念枠組みは生物・心理・社会モデルを採用している（医学モデルと生活モデルを統合している）．生活機能を「心身機能・身体構造」「活動」「参加」の3つに分類し，さらに背景因子として「環境因子」と「個人因子」を位置づけ，この背景因子が生活機能に影響を及ぼすとしている．3つの生活機能は平等で中立，重要度に差はない．さらに，生活機能をプラスの視点でとらえ，プラス面に働きかける（この場合のプラス面とは，残存機能や潜在機能である）．

　従来は，失ったり，低下した機能や能力（マイナス面）を補い，どのようにしたら環境に適応できるのかという視点が中心であった．しかし，ICFでは，残存機能や潜在機能（プラス面），環境因子（生活環境，対人関係，社会資源など）や個人因子に着目し，むしろ環境に働きかけて利用者のQOLを向上させようとする考え方である．ICFの詳細は他の文献を参照されたい[22]．

国際生活機能分類（ICF）

　国際生活機能分類（international classification of functioning, disability and health：ICF）とは，人間の生活機能と障害の分類方法として，2001年のWHOの総会で採択されたものであり，国際障害分類の改訂版である．生活機能を「心身機能・身体構造」「活動」「参加」の3つの構成要素とし，これらに影響する背景因子として「個人因子」と「環境因子」を設定した．

　ICFの生活機能分類は1,424項目にのぼる．これらの項目を使ってアセスメントしてケアプランを作成するのではない．ICFの3つの生活機能と2つの背景因子を，生活モデルの枠組みとするなど，ケアマネジメントや多職種連携のツールとして活用する．すでに「リハビリテーション総合実施計画書」，介護保険の「居宅サービス計画」や「施設サービス計画」の考え方に導入されている．

医療・福祉分野に求められる リーダーシップとメンバーシップ

1 リーダーシップの2つのタイプ

　医療・福祉分野に求められるリーダーシップのタイプとして，本書では2つ紹介する．1つは，「ミドルアップダウン型リーダーシップ」である．これは，ヒエラルキー組織にみられるようなトップダウン型リーダーシップではなく，人と人，チームとチームのつながりに働きかけ，人々を束ね，方向づけるもので，組織の縦横の関係に目を配りながら発揮していくリーダーシップである．ミドルアップダウンでは，ミドル層（看護師長や介護主任など）が中心となって，多職種の専門性を尊重しつつ，トップ（看護部長など）には現場の声（意見）を伝えて働きかける一方，ボトム（スタッフ）には丁寧に説明・説得を行い，配慮するという，きわめて日本的なものである．ミドル層はトップやボトムよりも現場に関する情報の量も質も勝っているといわれていることから，ミドル層から発せられる情報によってトップやボトムが動くのが現状にそくしていると考えられる．

　次に「ファシリテーション型リーダーシップ」について説明する．ファシリテーションとは，第2章p52でも説明しているように，「中立的な立場でチームのプロセスを管理し，チームワークを引き出し，そのチームの成果が最大となるように支援すること」と定義される．そしてファシリテーション型リーダーシップに求められる役割とは，「明確な目標と課題を定めて業務にあたり，部下や同僚の話をじっくりと聴き，集団作業への参加を促し，支援をとりつけ，共同で業務を遂行し，人々の創造性と相乗作用を活用し，協力し合う人間関係をつくり出していく」こととなる．つまり，チームが目指す目標に向かって，プロセスをコントロールしながら，「協働」と「協創」の2つをうまく回していける人材である．「協創」とは，メンバー間の意見交換を通じて，1人では思いつかなかったことを発見したり，優れた問題解決策を見いだせたりするなど，チームで何かをつくり出すことである．

　このようなリーダーシップは，もともと備わっている資質ではなく，学習を通して意図的に身につけるものである．そのためには，利害の異なる他者との議論を通して，「協働」と「協創」をつくり出していく学習が必要である．本書では，p37に，このようなリーダーシップを育成する教育方法として「ケースメソッド教育」を紹介している．

　また，医療・福祉サービスは，複数のチームが複雑に入り込み，これらの人々とタイムリーな意思決定が求められているため，このようなリーダーシップを発揮するには，組織がチームに権限を委譲していることが前提である．すなわち，組織の縦横，部署の左右を束ねつつ，異なる意見を調整し，合意をとりつけるリーダーシップは，小回りの利く，柔

表7　医療・福祉分野の人材像の推移

	～1990年前半	1990年後半	2005年以降
重点的に育成した人材	ジェネラリスト	スペシャリスト	スペシャリストを束ねる人
協働形態	チームアプローチ	多職種チーム	多職種チーム 専門職連携実践(IPW)
教育の特徴	基礎教育の大学教育化が進む	職能団体による専門資格制度が拡大	専門教育＋専門職連携教育(IPE)

〔高木晴夫(監)，竹内伸一(著)：ケースメソッド教授法入門―理論・技法・演習・ココロ．p50，慶應義塾大学出版会，2010を加筆・修正〕

軟な組織でないと実現できない．

2　専門職種を束ねるジェネラルマネジャーが必要

　専門職だけ集めても強いチームにはならず，これらを束ねるジェネラルマネジャー(あるいはスーパージェネラリスト)が求められている．なぜ，このような人材が必要になってきたのか，高木・竹内(2011)が作成した「わが国が重点的に育成した人材像の推移」を参考に，筆者が加筆・修正した表7を参考に，これまでの経過を振り返ってみたい[23]．

　1990年前半までは，保健医療福祉分野の大学教育化が進み，ジェネラリストの底上げがされた．多くの大学で，授業や実習時間を増やし，高い能力をもったジェネラリストが多く輩出された．この時代は，医師と看護師を中心としたチームで，医師をトップとしたヒエラルキー構造であった．チームアプローチという言葉が使われたが，ヒエラルキー構造下では硬直的なチーム運営に留まり，そのため多職種の連携は弱く，お互いの知識と技術をもち寄るが，統合された形では提供されてはいなかった．

　1990年後半になると，医療技術の高度化・複雑化に伴って，高い専門性をもつ職種が求められるようになってきた．すでに専門医の制度は始まっていたが，1993(平成5)年に日本看護協会が認定する認定看護師制度，1995(平成7)年には専門看護師制度が発足した[※6]．薬剤師については，2006(平成18)年から薬学教育6年制が導入され，日本医療薬学会が認定するがん専門薬剤師や，日本病院薬剤師会が認定する専門薬剤師や認定薬剤師など，高度な知識・技能を有する薬剤師が増加している．さらに，2002(平成14)年度診療報酬改定で，「○○の経験を有する医師・看護師等を配置すること」という施設基準が盛り込まれて，高い専門性を有する医療従事者が評価され，2006年の医療制度改革では，認定看護師・専門看護師が医療の専門性の広告対象に認められるようになった．

　2005年以降は，多職種チームを調整する職種として，医療安全従事者や退院調整者の配置が推奨され，チームマネジメントが診療報酬でも評価されてきた．さらに，2008(平

※6：2011年3月末では，看護師養成を行う大学は190施設，専門看護師の数は10領域で612人，認定看護師の数は19領域で7,334人である．

成20)年11月4日に公表された「社会保障国民会議最終報告書」では，社会保障の増大は避けられないが，それゆえにサービスの充実と効率化をはかるためのいくつかのシミュレーションが提示された．ここでは，「急性期医療を中心に人的・物的資源を集中投入し，できるだけ入院期間を減らして早期の家庭復帰・社会復帰を実現し，同時に在宅医療・在宅介護を大幅に充実させ，地域での包括的なケアシステムを構築すること」とある．つまり，入院・在宅サービスともに，利用者のニーズに応じた多職種チームが形成され，病院内チームと在宅チームが連携し，地域完結型ケアを目指すことが強調されている．

これまで，各職種がそれぞれの専門性を強調するあまり，利用者のニーズが分断化されるなど非効率的なサービスが指摘されていたことから，改めてサービスを統合した状態で提供するチームマネジメントが見直された．このように，複数の専門職が各々の技術と役割をもとに，共通の目標を設定し，達成を目指す働き方(協働)を，専門職連携実践(interprofessional work：IPW)という．このような背景から，いくつかの保健医療福祉分野の大学では，基礎教育に専門職連携教育(interprofessional education：IPE)を取り入れ，早い段階から専門教育と連携教育の両立を目指している．IPEに関してはp38，コラム2を参照されたい．

3 専門性と連携を両立させるメンバーシップ

人を束ねたり，方向づけることはメンバーの立場からでも可能である．日本人が大切にするチームの「和」は，しばしば誤解されやすく，意見が対立することをあまり好まず，自己主張せずに，組織の決定に順応に従っていくことと考えられている．しかし，チーム内の異なる意見は新たな視点を生み出すため，ケアの方法や選択肢が増えて豊かになる．意見の対立があっても，感情的な対立に発展しないように，自らをコントロールして，大人のチームづくりを目指したいものである．

そのためには，自分の意見に固執せずに，他者の意見を受け入れ，考え方を更新しようとする姿勢が必要であり，その姿勢に他のメンバーも影響されてチームは活性化する．特に専門職は自分の専門性ばかり主張すると，チームは硬直化してしまう．専門性と連携は車の両輪であり，「専門職であることは専門職連携ができること」(IPWが実践できる人)といわれるゆえんである．

チーム活動が軌道に乗ると，チームメンバーとの「和」を重んじたり，チームを安定させようとして，異なる意見が言いにくい雰囲気になってしまう．これは時間が経過するとチームは安定を求め，チームを維持することにエネルギーが使われるためである．人間は安定を好み変化を避けたがる傾向にあるため，一度つくったものを安定的に維持しようとする．こうなるといつの間にかチームは活力を失い，活動が形骸化するなど，チームの衰退が始まってしまう．

メンバーの1人ひとりが，変化を恐れずに，いつでも他者の意見を受け入れるキャパシティをもち合わせていることが重要である．チームの主役はメンバー1人ひとりにあるか

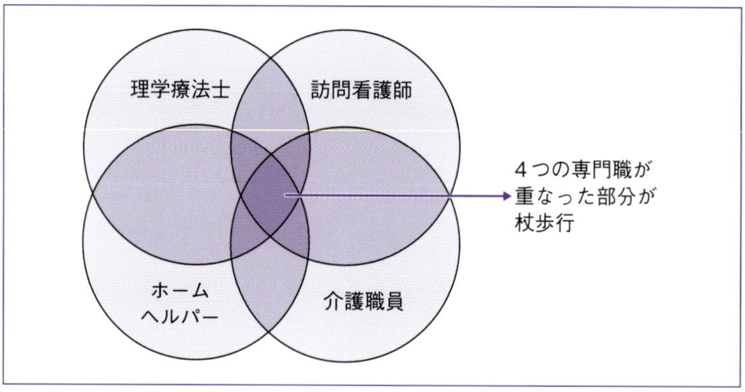

図8 職種間の役割の重複

らである．つまり，リーダーだけが頑張っても良いチームはできない．メンバーは当事者意識をもち，積極的にチーム運営に参加することが重要なのである．

4 役割の重なりは無駄ではない

　医療チームの場合，メンバー1人ひとりの専門性は高いが，各部署の仕事が完全に分業され，自己完結的に提供されているわけではない．統合された形でケアを提供しようとすると，サービスの重複が発生しやすくなる．一方，役割分担をきっちりさせると，縦割りサービスに陥り，重要課題が専門性の狭間に落ちてしまうことがある．

　救急医療のように医師の判断が最優先される場面を除くと，役割は重複したほうがチームはうまく運営できる．これはp15にも紹介した「トランスディシプリナリー・モデル」に該当する．このモデルの特徴は，多職種による連携・協働に加えて，「役割解放」が加わることである．役割解放とは，ある専門職固有の役割を，他の専門職が意図的に，そして計画的に行うことである．

　たとえば，ケアプランの目標を「1か月後に杖で家の周囲を歩ける」と設定したとする．本来「杖歩行」は訪問リハビリテーション事業所の理学療法士の役割であるが，訪問看護師，ホームヘルパー，さらには通所介護事業所の介護職員，家族がチームを組んで歩行訓練を担当する（図8）．各職種は「杖歩行」という重要かつ急ぐ課題について共通に取り組むことになる．この場合の重複は，利用者の自立度を高めるには効果的であり，1人で行うよりは大きな成果が期待できる．

　このようにチームマネジメントを実践するためには，ある職種が特定の役割や仕事に限定されるのではなく，関係する複数の職種が重なり合う業務も存在することをお互いに認識し合い，患者の状態や課題の性質によって柔軟に対応することが重要である．

6 チームマネジメントの課題と対応策

1 チームマネジメントの誤解

　Bowen ら(1965)は，チームワークの誤解として，①善人を集めれば良いチームができる，②高い教育を受けた医師が必ずリーダーに適する，③個人の力を合わせると大きな力になる，などをあげている[24]．

　医療・福祉教育は専門化志向が強く，専門医，専門看護師や認定看護師，認定ケアマネジャーや主任介護支援専門員など，職能団体主導で次々に専門職が誕生している．しかし，専門職だけ集めても強いチームにはならないことは明らかである．たとえば，ホームランバッターだけ集めても，そのチームは優勝できるとは限らない．医療・福祉の現場が専門化の方向に向けば向くほど，これらを束ねるチームリーダー，つまり，専門職を束ねる人材（ジェネラルマネジャー）と，チームマネジメントが展開できるシステムが必要になる．

　医療機関は，30を超える専門職の集まりであり，チームをつくるうえで大きな強みである．しかし，専門職を配置しただけではチームは形成されず，チームを束ねる人材（ジェネラルマネジャー）とシステムが必要になる．

　また，チームメンバーの中には，能力がやや劣る人，メンバーの一員としてでは納得できず，トップとして君臨したい人などは存在する．このような人々をメンバーから外すのはやさしいことであるが，現実的には，理想的なメンバーだけでチームが構成されるのはありえない．排他的な対応は，チーム成員としての能力を向上させる機会を奪ってしまうことになりかねない．また，職業上の機会均等に抵触するなど法律問題にも発展しかねない．

　人は本来多様な能力をもっており，すべての能力が劣っている（あるいは優れている）人など存在しない．どの能力をどれだけ発揮できるかは，チームメンバーとの関係や環境によって決まるものである．場面や状況によっては，予想以上に能力を発揮する場合もある．

　このように，チームは多様な人々の集合体であり，多様性を認めるところからスタートしている．ただし，医療・福祉のチームにおいては，利用者（患者）に不利益が被らないように，メンバー間で役割を重複させ，重要事項が抜け落ちないように工夫する．

2 階層構造

　医療・福祉の階層構造(hierarchy：ヒエラルキー)とは，医師を頂点としたピラミッド型の組織をいう．医師の業務独占により，医師でなければできない行為が明確であること，コメディカルは，医師の指示がなければ業務を遂行できない仕組みになっていることも関係している．患者の容態が変化しやすく，緊急の対応が求められる場合は，医師に情報を集中させ，迅速かつ的確な指示のもとで医療を提供することが望ましい．しかし，急性期以降については，医師の指示がなければチームは動かないのは非効率的である．

　医師の指示は，包括的指示と個別的指示に分かれるが，包括的指示の概念が明確でないため，役割分担をめぐって対立が起きやすい．生命にかかわる分野では，医師の管理下での明確な個別的指示が必要であるが，そうでないところでは，包括的指示を拡大して，医師以外の専門職の自律性を高め，そのうえで業務拡大をすることも一考に値すると思われる．たとえば，看護師が患者の状態に応じて柔軟に対応できるよう，患者の病態の変化を予測し，その範囲内で看護師が医行為を実施する．医師の補助的な行為については，臨床工学技士や薬剤師などがすでに高度な業務を行っている事実があることから，実態に法律が合わせるという対応が必要と考える．法律がチームマネジメントの足かせになるようでは，本末転倒である．

　また，階層構造のチームは，連絡モデルになりやすい．連絡モデルについては，p17 を参照されたい．このモデルは，診療所や規模の小さい病院でみられるもので，医師が中心になって業務を回している．ベンチャー企業やカリスマ経営者がいる企業でも観察される．大規模病院では少なくなっているが，古いタイプの医師がトップにいる病棟ではこのモデルが残っている場合がある．お互いがケアに寄与する者，すなわち，co-worker(コ・ワーカー：ともに働く人)という共通の価値観が必要である．

3 セクショナリズムと非干渉

　セクショナリズムとは，組織内のある部署が，既得権や利害にこだわり，外部からの干渉を排除しようとすることであり，縄張り意識ともいう．医療・福祉機関の組織図をみると，多くの部署によって構成されている．職種の数だけ部署があるといってもよい．それぞれの部署は，職種別に階層構造を形成し，指示命令系統を構築している．たとえば，診療部長〜診療科長〜医局長〜スタッフというように，専門性が高い人々は，同一職種のグループをつくりやすく，そのため組織(病院全体)へのコミットメントが弱くなる．一昔前の医局制度は典型例である．

　本書では，p11 の用語の定義でも説明しているように，「チーム」と「グループ」の意味を分けている．グループとは，類似した職務を担当する人たちが複数集まっていることで，メンバー間の助け合いはあるが，相乗効果は少ない．医局，看護部，総務課，人事課など

が代表的である．チームとは，目標を達成するために異なる職種が協働で活動をすることで，メンバー間の相乗効果が生まれる．

元来人間はグループをつくりたがるものである．自分たちと波長があって，同じような価値観や判断基準をもつ人を集めて，壁をつくり，閉じこもってしまう，いわゆる「ムラ社会」をつくりやすい．特に医師はこの傾向が強い．そのため，コメディカルは，患者の安全に関することを除き，医師に意見を言いたくても，医師を立てて問題が表面化しないように行動している（非干渉）．

グループ内に閉じこもっているのでは，いつまでたっても壁を取り払うことはできない．少ない人数で相乗効果を発揮して成果をあげるには，グループからチームへの脱皮が必要になる．このような場合は，次に示すように，組織やチームに対するコミットメントやモチベーション（動機付け）をあげるようにする．

4　組織やチームに対する低いコミットメント

医療従事者は一般的に個々人の仕事に対するコミットメントは高く，自分が所属する職種には強い帰属意識をもつ．他職種については関心が低くなるため，積極的に交わろうとしない．結果として組織やチームに対するコミットメントが低くなる．これは前述したセクショナリズムが関係している．

個々人の仕事は組織・チームの存在があって成り立つものであり，個々人ができることには限界がある．これを実感してもらうには，カンファレンス，参加型事例検討会など，自分の影響力が及ぶ意思決定に参加してもらい，「自分は組織やチームにこのように役立っているのだ」と実感してもらうことである．「自分が役に立っている」ことを認識することと，「あなたを必要としている」というメンバーからのメッセージが一体的に体験できる場づくりが必要である．組織へのコミットメントは備わっていないのではなく，引き出されていないだけである．

また，カンファレンスや事例検討会は，古くから行われているが，組織・チームへのコミットメントを高める仕掛けがされていなかったと思われる．チームの連携づくりを高めるカンファレンスの進め方については，第2章p46，p53～55を参照されたい．

5　スペシャリストとジェネラリスト

医療・福祉サービスは，かねてからいくつもの対立構造が存在していた．医師対患者，内科医対外科医，開業医対勤務医，医師対看護師，看護職対介護職，行政（厚生労働省）対現場などである．最近では，専門志向の高まり，栄養サポートチームや呼吸ケアチームなど専門チームの広がりで，ジェネラリスト対スペシャリストという新たな問題も発生している．

スペシャリストはデータなど根拠をもち出し，ジェネラリストは全体のバランスを配慮しながら議論を深めようとする．お互いに異なる根拠や理由を出し合って議論を深めると，逆に対立が激化して，話がこじれてしまう．データはもちろん大切であるが，現場の意見があってはじめて核心にせまれるものである．対立は悪いことでなく，新たな気づきを与えてくれるというプラス面もあるが，「こじれる」というマイナス面も含んでいる．このような対立を避けて，身のある議論にするには，ファシリテーターが異なる部分と一致している部分を切り分けて，共通認識を促すことである．「見方が異なっている」だけで，目標とするものは同じということを了解すれば，話し合いは前に進むものである．

　最近は専門看護師，認定看護師，専門薬剤師，専門理学療法士などが次々に誕生している．これらの認定機関は，職能団体や学会など多岐にわたり，認定の基準もそれぞれに異なる．また，このような専門職は，社会や患者の認知度も低く，組織での位置づけも明確ではない．専門分化による職種ごとのヒエラルキーが形成される可能もある．

　さらに，困難な問題はスペシャリストにコンサルテーション（相談）しようという気運が高まると，自分たちで考えることをやめ，解決策を丸投げしてしまう可能性が出てくる．このようになるとジェネラリストとしての問題解決力が低下するだけでなく，スペシャリストと上下関係を形成してしまう．たとえば，呼吸ケアチームのようなコンサルテーション型チームの活動は，病棟チームの依頼によって活動を開始するものであり，責任の所在は病棟チーム，すなわちジェネラルチームにあることを確認しておく．

6　患者・家族の消費者意識の高まり

　インターネットの普及で，医療情報が容易に入手できるようになり，患者と医師間の情報格差は徐々に縮小されている．しかし，情報がたくさんあれば患者の不安が軽減するわけではなく，入手した情報をどのように活用し，判断すべきなのか迷っている人は少なくない．治療方法の選択や療養に関する悩みや不安などは，医療者のサポートなしでは意思決定できない．

　また，相次ぐ医療訴訟や医療事故の報道により，患者の消費者意識は高まっている．インフォームド・コンセント，セカンド・オピニオン，レセプト発行の義務化などは，これらの表れであり，もはやこの勢いを止めることはできない．一昔前の「上から目線」の医療者は少なくなり，丁寧な対応をするようになってきた．

　このような状況からか，医療機関では「患者様」と，施設では「利用者様」と呼ぶところも増えている．また，理不尽な要求を突きつけてくる「モンスターペイシェント」への対応に苦慮している．患者・家族への過度な迎合は必要ないが，医療者側のコミュニケーションスキルに問題がある場合もある．相手の心に届くコミュニケーションスキル，丁寧な説明と同意が求められている．

　患者・家族は，厳しい言葉で医療者を責めることがあるが，その言葉の背後には，先が見えない不安，自身の願望と現実とのギャップなどが隠れているものである．このような

思いは，当事者自らも気づいていないことも多い．医療者と患者・家族の双方がその思いに気づき，共有することが最初の一歩である．

最近では，医療者と患者・家族のコミュニケーション不足を解消し，対話を促進することにより，不満，不信，不安感を軽減することを目指した医療メディエーターが注目されている．このような新しい職種の誕生も一つの案であるが，養成には時間と費用がかかる．すべての医療者がメディエーターになり得るようなスキルを身につけることが望ましい．

7 チームマネジメントの限界

ここまでチームマネジメントの効果を述べてきたが，どのようなものにも限界がある．一般的にチームマネジメントは手間がかかるものである．参加メンバーとのコミュニケーション，書類の整理，会議の準備，コンフリクトへの対応などにエネルギーと時間を要する．個人で行ったほうが効果的であるにもかかわらず，無理にチームで対応するとお互いにストレスになる．

個々の医療者には，もともと優れた知識と技術があり，ルーチンワークにおいては個々人が責任をもって仕事に向き合うべきであろう．また，重要な意思決定や社会的問題を取り扱う場合は，チームのサイズが大きくなると考えが拡散してしまう傾向がある．むしろ，信頼のおける人とじっくり話し合って，考えを固めることも必要であろう．チームで行ったほうがよいのか，あるいは個人で行ったほうがよいのか，見極めることもチームマネジメントである．

8 医師・看護師中心に限定した評価である

近年の入院医療は，すでにコメディカルが参加するチーム医療が普及しているにもかかわらず，「ナースステーション」という名前が残っているなど，医師，看護師中心に展開されている．診療報酬の入院基本料は，主に医師と看護師の数によって定められている一方で，チーム医療を推進するために，薬剤師や管理栄養士などコメディカルを病棟に配置したうえで，診療報酬で評価する取り組みが求められている．また，NSTやリハビリテーションマネジメントなどマネジメント業務が拡大しているため，これらに義務づけられている帳票類の作成に多くの時間とエネルギーが費やされている現状がある[※7]．

とりわけ入院医療では，コメディカルと役割分担し，連携することで，医師や看護師の

※7：医師，看護師などの医療関係職と事務職員などとの役割分担の具体例として，書類作成に関する負担軽減策を講じている．2008年診療報酬改定では勤務医負担軽減対策として，「医師事務作業補助体制加算」が新設された．①〜④については，一定の条件下で，医師に代わって事務職が代行することも可能である．①診断書など文書作成補助，②診療記録の代行入力，③医療の質の向上に関する事務作業（診療データ整理，院内がん登録などの統計・調査，医師の教育やカンファレンスのための事務作業など），④行政上の業務（救急医療情報システムへの入力，感染症サーベイランス事業）．

業務負担が軽減されること，多職種が同じ場所で集中的にケアに当たることから，効率的なケアの提供が期待できる．

7 チームマネジメントの評価

1 チームマネジメントの有効性

　チームマネジメントがもたらす具体的な効果として，①疾病の早期発見，回復促進，重度化予防など医療・生活の質の向上，②医療の効率性の向上による医療従事者の負担の軽減，③医療の標準化・組織化を通じた医療安全の向上，などが報告されているが，実証的研究は少ない．

　Buljac-Samardzic ら(2010)は，医療におけるチームマネジメントの効果を改善するための介入に焦点を当てた実証研究を検索した[25]．介入方法は，①各種トレーニング・プログラム，②特定のツール，③組織介入の3つに分類できた．介入の対象はほとんどが急性期医療の多職種チームであった．すべての研究では，介入と非技術的なチームスキル(コミュニケーション能力，協調性，リーダーシップ)との間に正の相関を認めていた．チームマネジメントに効果が認められた介入は，シミュレーション・トレーニング，人的資源マネジメント・トレーニング，チーム単位のトレーニング，および継続的質改善プロジェクトであった．結論として，チームトレーニングが急性期医療の多職種チームの効果を高めることができるとしている．

　地域連携パスの効果としては，急性期病院の平均在院日数が導入前と比較して，28.5日から15.4日に短縮し，連携先病院についても90.8日から67.0日に短縮したことである．さらに在宅復帰率の向上，入院待ち期間の短縮，医療機関の連携の促進などが報告されている．

　また，困難事例については，1人で抱え込むよりチームで対応したほうが，担当者にかかる心理的不安が軽減すると指摘されている(その際，暗黙知が表出できるような工夫が必要である)．

2 チームマネジメントの評価の視点

　チームマネジメントは目的ではなく，手段である．チームマネジメントによって得られた結果や成果(outcome)を評価すること，すなわち，チームメンバーの満足度，成長，チームの凝縮力，目標の達成がどの程度得られたのかを評価することが重要である．

　本書ではチームマネジメントの評価の枠組みとして，ドナベディアン・モデル(Donabedian model)を適用する．本モデルは，医療の質を評価する視点として，①構造

表8 ドナベディアン・モデルによる医療の質の評価

構造(structure)	・ケアサービスの提供体制を評価する ・施設構造，主な設備や機器，従事者数，人員配置など
過程(process)	・ケアそのものを評価する(ガイドライン，マニュアル) ・ケアの要素や細部についての評価をするもの
結果(outcome)	・ケアの結果(満足度，健康度) ・構造と過程を踏まえたものかの検証が必要

表9 ドナベディアン・モデルによるチームマネジメントの質の評価要素

構造(structure)	・チームメンバーの構成・配置 ・チームリーダーの存在 ・カンファレンスや情報交換などツールの存在と体制 ・チームケアに関する職員研修
過程(process)	・総合的なアセスメントと情報共有 ・支援計画の作成と目標の共有化 ・カンファレンスへの参加回数 ・各専門職からのコンサルテーション依頼数
結果(outcome)	・チームメンバーの満足感 ・利用者の満足感 ・目標の達成度 ・合併症の減少 ・平均在院日数の短縮 ・同一疾患による6週間以内の再入院

(structure)，②過程(process)，③結果(outcome)の3つに分類して評価することを提唱している(表8)．たとえば，①構造は，ケアサービスの提供体制を評価するもの．病院を例に説明すると，診療科目，主な診療機器・設備，従事者数，看護体制，救急医療体制，手術などの実施状況が該当する．②過程は，どのようなプロセスでサービスが提供されているかを評価するもので，マニュアル，ガイドライン，アルゴリズム，クリティカルパスなどがある．③結果は，治療成績，合併症の発生率，死亡率，ADLの維持・改善率，在宅復帰率，患者満足度などがある．構造が過程に影響を及ぼし，過程が結果に影響を及ぼすという関係性を示している．

ただし，ドナベディアン・モデルは3つの視点での評価を提唱しているが，実際にはどのような指標を用いるのか，どのような評価基準を用いるのかなどについては一定の見解に至っていない．また，ドナベディアン・モデルに当てはめて，チームマネジメントの質の評価をするための要素を整理した(表9)．

①構造：チームメンバーの構成(構成員の職種，職名，経験年数，所属部署・機関など)，チームリーダーの存在，カンファレンスや情報交換などツールの存在と体制(パスや各種計画書など記録類含む)，チームマネジメントに関する職員研修．

②過程：総合的なアセスメントと情報共有，支援計画の作成と目標の共有化，カンファレンスへの参加回数，各専門職からのコンサルテーション依頼数．

③結果：チームメンバーの満足感，利用者の満足感，目標の達成度，合併症の減少，平均在院日数の短縮，同一疾患による6週間以内の再入院．

8 専門職連携教育としてのケースメソッド教育

　医療と福祉の連携や多職種によるチームマネジメントが求められてきたが，チームという機能は参加メンバーを揃えただけでは機能しない．グローバルな社会では，国や組織の壁を超えた知識・技術の交流が新たな価値を創造し，活力を生むように，チームが1つのまとまりとして機能するには，職種の壁を超えた教育，すなわち連携教育が必要になる．本書では，連携教育の有効なツールとして，ケースメソッド教育を紹介する．

　ケースメソッド教育とは，高木・竹内（2006）によれば，「ケース教材を用いて行う討論型の授業を中核とする教育方法」である[26]．この授業方法は，1930年代のアメリカハーバード大学のロースクールで，判例（ケース）についての理解を討論によって深める授業方法として開発された．その後ビジネススクールに導入され，ビジネスのケースを題材にした授業へと発展した．1960年代には日本のビジネススクール（慶應義塾大学ビジネススクール）に導入され，高度な経営専門職業人を養成するMBA（master of business administration：経営学修士）の中核的なプログラムとして位置づけられている．

　ビジネススクールで育成される経営能力は2つあるとされている．1つは，「専門知識」である．マーケティングや組織マネジメントを系統的，理論的，効率的に学び，形式知を高めることが求められる．そのため講義形式の授業が有効である．もう1つは，「統合力」「洞察力」「戦略力」など言葉で言い表しにくいもので，実践力あるいは実践知というのがふさわしい．実践力や実践知は講義で身につけるには限界があるため，演習やケースを使った討論型授業が適している．本書ではケースメソッド教育で育成可能な能力として「統合力」に着目している．統合力とは元来もっている資質ではなく学習により身につけるものである．具体的には「対人関係スキル」や「連携力」である．育成可能な能力として，個人が自律的に職務を進め，他者とうまくつながり，さらに人を束ねて方向づけていくことである．

　ケースメソッド教育とは千葉大学の岡田ら（2009）によれば，参加者が判断や対処を求められる模擬ケース（事例）を教材に，ディスカッション（討論，討議）しながら当事者の立場に立って，自分ならばどのように行動すべきかをより適切に判断できるようになることを目的とする参加型，問題発見・解決型の学習方法である[27]．

　ケースメソッド教育は本質的にケースを用いた「協働学習の場」であり，実践力を高める教育方法でもある．最近では，ビジネス界だけでなく，公衆衛生，医学，福祉，養護教員養成カリキュラムにもケースメソッド教育が導入されている．ここでは，異なる教育背景，価値観をもつ専門職に対する連携教育という位置づけである．

　イギリスでさかんな専門職連携教育（コラム2参照）は，わが国においても注目されている．病院は専門職の集合体であるが，基礎教育において連携教育はほとんど実践されて

おらず，現場に出て連携を求められることから，どのように連携をしてよいのか，あるいはチームの一員として行動すべきか戸惑ってしまう．そのため，院内研修では，多職種連携教育が必要であり，有効な教育方法としてのケースメソッド教育が注目されている．

筆者が勤務している日本福祉大学大学院「医療・福祉マネジメント研究科」では，専門職連携教育の一環として，ケースメソッド教育をカリキュラムの中核に位置づけている．医療・福祉現場で日常よく遭遇するケースを教材に仕立て，多職種で構成されている大学院生が同じ場所で，同じ教材を使って討論している．学生たちは異なる価値観や考え方を認め合い，共有し合いながらも，多面的な見方を出し合い，他者の意見を聞いて自己の意見を発展させ，相乗効果を得ながら，連携力を磨いていく．

---

column 2　専門職連携教育（IPE）

専門職連携教育（interprofessional education：IPE）とは，英国専門職連携推進センターの定義を埼玉県立大学がIPE国際セミナーで次のように訳している．

「複数の領域の専門職が連携およびケアの質を改善するために，同じ場所でともに学び，お互いから学び合いながら，お互いのことを学ぶこと」としている．つまり，異なる専門職による相乗効果（シナジー効果：お互いが影響を与え合い，それぞれから影響を受けて，その結果自分の考えや行動に変化が生じること）が期待されている．

病院は30を超える専門職の集まりで人材の宝庫であるが，これら専門職や所属する部署の知恵（知識）と力（実践力）を借りるシステムがない．限られた人材を最大限に活用し，質の高いサービスを提供するのは，多職種による連携とケアの統合化による連続的な支援を行う必要がある．1997年の文部省（現・文部科学省）の21世紀医学・医療懇談会第二次報告では，総合的なチームケアの推進が強調され，日本においてもIPEの必要性が示された．この報告書を受けて，先駆的な看護系の大学では，2002年以降のカリキュラムにIPEを位置づけるようになった．

IPEの教育内容・方法は，講義，演習，実習を連動させて実施している形態が多い．ケースを題材とした問題解決型学習や，事例検討などをグループディスカッションで行うものが多い．

9 チームマネジメントと個人情報の取り扱い

　個人情報の取り扱いについては，以前から医療法において，医療従事者には「守秘義務」が課せられており，かつ，後述する個人情報保護法の施行以前は，診療情報は医師に属すると考えられていた．チームマネジメントを促進するには，チームメンバー間あるいは他の医療機関などとの情報共有が不可欠である．情報は有益に活用してこそ意味があるもので，情報を共有化できない連携やチームケアはありえない．個人情報保護と情報共有という矛盾するものを，バランスを取りながら運営していかなければならない．医療・介護サービスにかかわる個人情報の取り扱いは，①医療法，②個人情報保護法，③医療・介護関係事業者ガイドラインなどで定められている．本書では，②個人情報保護法と，③医療・介護関係事業者ガイドラインにおける個人情報の取り扱いとチームマネジメントについて述べる．

　2003(平成15)年5月に成立し，2005(平成17)年に全面施行された「個人情報の保護に関する法律」(以下，「個人情報保護法」という)により，個人情報保護に関する気運が高まるとともに，診療情報を含めた個人情報は本人に開示すべきとされた．2004(平成16)年に「医療・介護関係事業者における個人情報の適切な取扱いのためのガイドライン」(以下，「医療・介護関係事業者ガイドライン」とする)が通知された．

　個人情報保護法の第1条には「個人情報の有用性に配慮しつつ，個人の権利利益を保護する」と明記されている．個人情報の保護とともに，情報の利活用も対象としている．個人情報の保護が至高の目的ではなく，利用者や社会の利益に活用されてこそ意義があるとしている(「個人情報保護法」という法律名は誤解されやすい)．

　医療・介護関係事業者ガイドラインでは，他の医療機関などとの連携をはかるための情報交換(カンファレンスや連携パス)や，他の医療機関からの照会に対して回答する場合などについては，院内掲示などにより利用の目的をあらかじめ公表しておき，患者から留保の意思表示がなければ「黙示による同意」があったものとして，あらかじめ定めた医療機関などに限定して，情報提供を行うことができるとしている．

　また，介護保険法における「居宅サービス事業者運営基準」では，個人情報はあらかじめ文書により利用者または家族から同意を得ること，さらにサービス提供開始時の包括的な同意で対応可能であるとしている．

■文献
1) 厚生労働省：平成19年医療施設(動態)調査・病院調査の概況．2009．
2) ディビッド．P. マクスリー(著)，野中猛，加瀬裕子(訳)：ケースマネジメント入門．p4，中央法規出版，1994．
3) 白澤政和，橋本泰子，竹内孝仁(監)：ケアマネジメント概論『ケアマネジメント講座(第1巻)』．p4，中

央法規出版, 2000.
4) スティーブンP．ロビンス(著), 高木晴夫(訳)：新版　組織行動のマネジメント．p200, ダイヤモンド社, 2009.
5) Halstead LS：Team care in chronic illness：A critical review of the literature of the past 25 years. Arch Phys Med Rehabil 57：507-511, 1976.
6) 古川久敬：チームマネジメント．pp22-23, 日本経済新聞出版社, 2004.
7) 菊池和則：多職種チームの3つのモデル―チーム研究のための基本概念整理．社会福祉学 39：273-290, 1999.
8) 角谷あゆみ：終末期ケアに取り組む高齢者福祉施設の多職種チームに関する研究―課題論文②―終末期ケアに取り組む高齢者福祉施設における多職種チームの連携状態．p3, 日本福祉大学大学院社会福祉学研究科福祉マネジメント専攻修士論文, 2008.
9) 鷹野和美：チームケア論―医療と福祉の統合サービスを目指して．p15, ぱる出版, 2008.
10) 和田攻, 南裕子, 小峰光博(編)：看護大事典第2版．p1965, 医学書院, 2010.
11) P.F.ドラッカー：マネジメント―基本と原則．pp9-10, ダイヤモンド社, 2001.
12) 近藤克則：医療・福祉マネジメント―福祉社会開発に向けて．pp84-93, ミネルヴァ書房, 2007.
13) 堀公俊：ファシリテーション入門．p18, 日経文庫, 2009.
14) 筒井孝子：地域福祉権利擁護事業に携わる「専門員」の連携活動の実態と「連携活動評価尺度」の開発(上)．社会保険旬報 2183：18-24, 2003.
15) 前田信雄：保健医療福祉の統合．勁草書房, 1990.
16) 篠田道子(編)：ナースのための退院調整―院内チームと地域連携のシステムづくり．p182, 日本看護協会出版会, 2007.
17) フラン・リース：ファシリテーター型リーダーの時代．p2, プレジデント社, 2002.
18) 前掲13), p21.
19) 野中猛：図説ケアチーム．pp124-125, 中央法規出版, 2007.
20) 若林直樹：ネットワーク組織―社会ネットワーク論からの新たな組織像．pp36-40, 有斐閣, 2009.
21) 杉山章子：医療における実践モデル考．日本福祉大学社会福祉論集107号：61-71, 2002. 109号：59-67, 2003. 110号：89-103, 2004.
22) 障害者福祉研究会(編)：ICF 国際生活機能分類―国際障害分類改訂版．中央法規出版, 2002.
23) 高木晴夫(監), 竹内伸一(著)：ケースメソッド教授法入門―理論・技法・演習・ココロ．p50, 慶應義塾大学出版会, 2010.
24) Bowen WT, Marler DC, Androes L：The psychiatric team：Myth and mystique Am J Psychiatry 122：687-690, 1965.
25) Buljac-Samardzic M, Dekker-van Doorn CM, van Wijingaarden JD, et al：Interventions to improve team effectiveness：A systematic review. Health Policy 94：183-195, 2010.
26) 高木晴夫, 竹内伸一：実践！日本型ケースメソッド教育．pp16-33, ダイヤモンド社, 2006.
27) 千葉大学教育学部ケースメソッド教育カリキュラム開発プロジェクトチーム：教員研修モデルカリキュラム開発プログラム報告書(教育課題研修)教員のためのケースメソッド教育．p1, 2009.

第2章

チームマネジメントを高める技術

- ☐ 利用者・家族との信頼関係を構築するには，対話型コミュニケーションや当事者の参加を促す「対人関係スキル」が必要になる．
- ☐ 対人関係とチームマネジメントの両方を高めるスキルとして，カンファレンス，ファシリテーション，コンフリクト・マネジメント，参加型事例検討がある．これらの共通点は，「実践知」を高める教育方法である．
- ☐ カンファレンスや事例検討会を通して「実践知」を活性化し，さらに「形式知」に変換することで，組織・チームとしての「知識」が蓄積される．「実践知」と「形式知」の好ましい循環システムをつくることが重要である．
- ☐ ファシリテーション技術は，カンファレンスや事例検討の運営だけでなく，会議，委員会活動，ミーティングなど多職種が集まる会にも活用できるものであり，チームマネジメントの核になるスキルである．
- ☐ コンフリクト(葛藤・軋轢・対立)は，チームにつきものであり，避けることはできない．また，コンフリクトにはプラスの側面とマイナスの側面があり，マイナスをプラスにするようなマネジメントが求められる．

1 チームづくりの場としてのカンファレンス

　カンファレンスを抜きにしてチームマネジメントは機能しない，と誰もが思っている．医療機関やサービス事業所では，毎日，どこかで，誰かがカンファレンスを行っている．しかし，共通のルールがあるようでない，人によってやり方が違う，モデルとなるカンファレンスを見たことがない，などの声をよく聞く．

　カンファレンスの本質は後述するように「実践知」の活性化であり，チームメンバーによる討論・議論によって，相乗効果を得るものである．そのためには，対等な人間関係による，民主的な討論・議論の運営が前提となる．医師を頂点とした階層構造の人間関係や組織運営に馴染んでいると，チームマネジメントをつくり出すことはできない．

　厚生労働省の「チーム医療推進方策検討ワーキンググループ」の議論においても，チームアプローチの質を向上させるためには，カンファレンスを充実させることが必要であるとしている．つまり，カンファレンスが単なる情報交換の場でなく，議論・調整の場であることを認識し，ファシリテーターを中心に職種を尊重した議論をすることが重要であると提言している[1]．しかし，職種を尊重した議論とはどのようなものか，ファシリテーターは誰がどのように担うのか，さらにどのようなスキルが必要になるのかなどについては言及されていない．

　本章では，そもそもカンファレンスとは何か，という原点に立ち返り，カンファレンスの定義，目的，機能，種類，構造（体制，過程，効果）を概説したうえで，カンファレンスがチームづくりを促進し，医療・福祉の人材育成にも効果的であることを述べる．なお，「ケアカンファレンス」「ケースカンファレンス」「サービス担当者会議」[※8]は，いずれも対人関係の支援過程の中で開催される会議であり，本書ではカンファレンスと同義語で扱う．さらにカンファレンスを運営するキーパーソンであるファシリテーターについて概説する．また，「事例検討会」は，支援過程の一環として行うというよりは，支援の経過を事後的に振り返ることで，専門職の資質向上を目指すものとする．本書では，「実践知」を磨き，チームマネジメントをつくる方法として参加型事例検討会を提案している．

1 カンファレンスの定義・目的・機能

　カンファレンスについて，野中(2002)は，「利用者に関するアセスメントを共有し，今

※8：カンファレンスは多様な定義があり，確定していない．本書では，現在支援が進行しているケースに対して，支援過程の中で，多職種で構成されたチームによって開催される会議とする．介護保険制度では，介護支援過程（ケアマネジメント）におけるサービス担当者会議が義務づけられている（主宰者はケアマネジャー）．

後の計画を立てて，協働して実行していくために，あらかじめ計画された会議」と定義し[2]，白澤(2000)は，「メンバー間で援助計画を作成し，その計画を共有すること」とし，その機能として，①目標の設定，②ニーズの分析，③援助計画の作成，④情報共有，⑤援助目的の共有と役割分担の確認をあげている[3]．

　鷹野(2008)は，カンファレンスの機能として，①協調関係(cooperation)を保ちつつ意思決定を行う，②成員間のコミュニケーションを促進する，の2点をあげている．さらに，カンファレンスの主要な目的は，「情報交換，課題解決，情緒の安定とし，成員の感情が吐露したり，話すことによって浄化作用(catharsis)が機能し，情緒の安定を得るという効果も期待される」としている[4]．

　新津(1995)は，ケースカンファレンスの目的として次の4点をあげている．①1人ひとりの利用者へのケア計画を立案し，その計画が適切であったかどうかを検討し，共有する，②チームメンバー1人ひとりがもつ知識，技術，経験を交換し，チーム全体の技術水準を高める，③他職種の業務を理解し，ネットワークづくりの場とする，④チームメンバーから助言を得，自己研鑽の場とする[5]．

　これらを参考にしたうえで，筆者はカンファレンスの定義を，「支援過程の中で，多職種で構成されたチームによって開催される会議」とし，その目的は，①メンバー間の意見交換により情報の共有化をはかりつつ，②多面的なアセスメントによる有益な支援方法を検討し，③信頼関係を構築しながらチームを成長させるものとしている[6]．

2 カンファレンスの種類

　医療機関では，患者が入院すると，その患者が退院するまでに，さまざまなカンファレンスが開催される．医療チームが参加するカンファレンスの種類は，入院時カンファレンス，中間カンファレンス(退院前カンファレンス)，退院時カンファレンス，リハビリテーションカンファレンス，栄養サポートチーム(nutrition support team：以下，「NST」とする)カンファレンス，褥瘡カンファレンスなどがある．また，退院後は，地域連携クリティカルパス会議(以下，「地域連携パス」とする)，サービス担当者会議，地域ケア会議などがある．それぞれのカンファレンスの目的・内容・参加者について，表10に医療機関で開催されるものを，表11に地域で開催されるものをまとめた(カンファレンスの名称については，決まったものはないので，施設によって異なる)．ほとんどのカンファレンスで，本人と家族の参加を求めており，当事者が参加するチームマネジメントが前提となっている．

　地域連携パスには，個別の患者についてのカンファレンスは求められていない．ただし，計画管理病院(急性期病院)は，患者・家族に同意を得たうえで，地域連携診療計画書を作成し，連携管理病院(回復期病院)に情報提供したうえで転院する．連携管理病院は退院時に療養計画を作成し，患者・家族に説明・交付し，同意を得たうえで計画管理病院へ情報提供することになっている．また，診療報酬では地域連携パスに参加している医療機

表10 カンファレンスの種類と目的（医療機関の場合）

	入院時カンファレンス	中間カンファレンス（退院前カンファレンス）	退院時カンファレンス
時期	・入院後1週間以内． ・「入院時診療計画書」の作成と並行して行う．	・一般病床は入院後2週間前後（病状によって異なる）． ・亜急性期や回復期リハ病棟は入院後2～3週間．	・一般病床は退院予定の1週間以内． ・亜急性期や回復期リハ病棟は退院予定の1～2週間以内．
目的	①治療方針，治療期間，予後など診療情報を共有化し，本人と家族から退院後の療養について意向を確認する． ②各専門職の支援の方向性を共有化する． ③退院後の状態像と生活のイメージを共有化する．	①治療やリハビリテーションの経過や効果を情報交換しながら，退院後の療養場所，療養方法について本人・家族とともに再確認する． ②参加者間で意向が異なる場合は，現実的で双方にメリットがある方法を選択する．	①本人・家族・医療チーム・在宅チーム間で退院後の療養目標を共有化し，具体策の検討を行う． ②サービス内容と役割分担の確認を行う． ③残された課題について確認する．
参加メンバー	本人，家族，医師，看護師，薬剤師，PT，OT，MSW，退院調整看護師など．	本人，家族，医師，看護師，薬剤師，PT，OT，MSW，退院調整看護師など．	本人，家族，医療側（医師，看護師，薬剤師，PT，OT，MSW，退院調整看護師）など． 在宅側（ケアマネジャー，訪問看護師，訪問介護員）など．

	リハビリテーションカンファレンス	NSTカンファレンス	褥瘡カンファレンス
時期	・リハビリテーション開始時． ・実施後は定期的にモニタリングする（おおむね1か月に1回）．	・NSTスクリーニングにて対象となった時点． ・リスクの程度によってモニタリングの頻度は異なる．	・褥瘡スクリーニングにて対象となった時点． ・リスクの程度によってモニタリングの頻度は異なる．
目的	リハビリテーション総合実施計画書[※9]に沿って，リハビリテーションの目標・プログラムを共有化するとともに，本人・家族のリハビリテーションへの自己決定と参加を促す．	栄養管理チームを形成し，チームが共同で，栄養状態をスクリーニング，アセスメントし，栄養管理計画を作成，サービスを提供する．適切な管理により，治療効果を向上し，合併症を予防する．	褥瘡の発生リスクや褥瘡の状態をアセスメントし，予防または改善のための計画を作成し，サービスを提供する．
参加メンバー	本人，家族，医師，看護師，PT，OT，ST，MSWなど．	本人，家族，医師，看護師，管理栄養士，薬剤師，PT，OT，ST，MSWなど．	本人，家族，医師，看護師，管理栄養士，薬剤師，PT，OT，ST，MSWなど．

関は，「連携医療機関で地域連携パスにかかわる情報交換のための会合を定期的に開催し，診療情報の共有が適切に行われていること」が義務づけられているので，本書では「地域連

※9：リハビリテーション総合実施計画書は，医師，看護師，理学療法士，作業療法士などが共同でリハビリテーション計画を作成し，その内容を本人・家族に説明のうえ交付する．計画にそって実施し，定期的にモニタリングを行い，リハビリテーションの効果や実施方法について共同で評価するもの．1人の利用者に対してチームが共同でリハビリテーション計画を作成し，実施し，評価するもので，共通言語としてICF（国際生活機能分類）が使われている．

表11 カンファレンスの種類と目的(地域の場合)

	地域連携 クリティカルパス会議	サービス担当者会議	地域ケア会議
時期	連携医療機関での定期的な会議を開催するとされ,決まりはない. ※平成18年の厚生労働省の調査によれば,計画管理病院(急性期病院)は4.1回/年,連携管理病院(回復期病院)は3.5回/年開催している.	・初回の居宅サービス計画作成時. ・再アセスメント時(要介護認定更新時). ・1か月以上の入院または入所後.	特に決まりはない.地域包括支援センターなどが主催して,困難事例などを検討する.おおむね月1回.
目的	地域連携パスにかかわる情報交換,バリアンスに関するデータ収集と分析を行い,医療の質の向上を目指す.	居宅サービス計画作成のために,居宅サービスなどの担当者を招集して会議を開催し,居宅サービス計画の原案について,専門的な見地から意見を求める.	困難事例など.地域生活を送るうえで,複雑な生活課題があり,支援のネットワークの形成が求められる事例を検討する.1回の会議では問題解決できず,数回開催することもある.
参加 メンバー	計画管理病院および連携管理病院の医師,看護師,管理栄養士,薬剤師,PT,OT,ST,MSWなど.	介護支援専門員が主宰する.ケアプランに位置づけられた居宅サービスなどの担当者,本人,家族.	地域包括支援センターや基幹型在宅介護支援センターが主宰する.居宅サービスなどの担当者,介護支援専門員,行政関係者,民生委員,ボランティアなど.本人・家族は参加しないことが多い.

携クリティカルパス会議」に限定する.

3 カンファレンスの構成要素(体制,過程,結果)

　カンファレンスはどのような構成要素で成り立っているのか,ヒントは医療の質の評価に使われているドナベディアン・モデルにある.このモデルは,1966年にアメリカの医療経済学者であるA. Donabedianによって提唱された概念で,医療を3つの視点で評価している.①構造(structure),②過程(process),③結果あるいは成果(outcome)である.本モデルは,医療だけでなく,保健,介護などあらゆる対人サービスの質を評価するうえで,有益なフレームワークとなっている.良い構造は,良い過程に関係し,良い結果は構造と過程に影響される,という当たり前のことであるが,これに代わる枠組みは現時点で発見されていない.ドナベディアン・モデルについては,第1章p35「7.チームマネジメントの評価」を参照されたい.

　以上のことから,本書においてもドナベディアン・モデルが提唱した3つの構成要素でカンファレンスを整理した.①体制(時間,場所,参加者,ファシリテーター,資料),②過程(言語化による実践知の活性化),③結果・成果(事例理解の深化,情報の共有,目標の明確化と役割分担,参加者の満足度,チームの形成).さらにこれらを支えるものとし

```
┌─────────────────────────────────────────────────────────────────┐
│  ┌──────────────┐    ┌──────────────┐    ┌──────────────────┐  │
│  │【体制】        │    │【過程】        │    │【結果・成果】      │  │
│  │①時間          │    │①言語化による   │    │①事例理解の深化   │  │
│  │②場所          │───▶│  実践知の活性化 │───▶│②情報の共有      │  │
│  │③参加者        │    │              │    │③目標の明確化と   │  │
│  │④ファシリテーター │    │              │    │  役割分担        │  │
│  │⑤資料          │    │              │    │④参加者の満足度   │  │
│  │              │    │              │    │⑤チームの形成     │  │
│  └──────────────┘    └──────────────┘    │ （参加者の相乗作用）│  │
│                                          └──────────────────┘  │
│  ┌─────────────────────────────────────────────────────────┐  │
│  │              【ファシリテーション技術】                    │  │
│  └─────────────────────────────────────────────────────────┘  │
└─────────────────────────────────────────────────────────────────┘
```

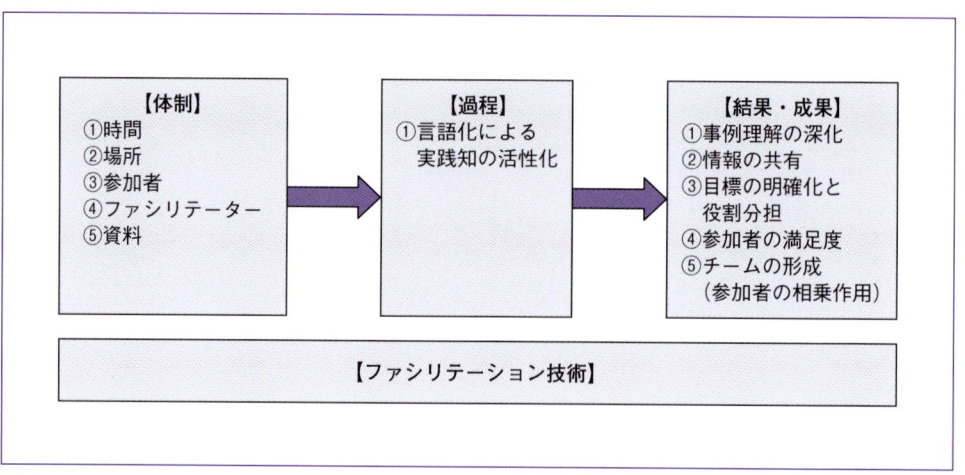

図9 カンファレンスの構造

て，ファシリテーション技術がある（図9）．ファシリテーション技術とは，①議論の方向性を示す，②議論の活性化をはかり，好ましい循環システムを構築する，③チームという共同体を維持する，④議論の進行状況を可視化することである．このような技術を活用することで，カンファレンスの最終目標であるチーム形成が促進される．ファシリテーションの詳細については，p52の「2. ファシリテーション技術によるチーム力の向上」を参照されたい．

1 カンファレンスの体制づくりは5条件がうまく調和していること

カンファレンスを効果的に進めるには，まず体制づくりから始める．まず，①時間，②場所，③参加者，④ファシリテーター，⑤資料（ホワイトボード）活用の5条件がうまく調和されている必要がある．以下に各条件の詳細内容を示す．

①時間

特に決まりはないが，参加者が集まりやすい時間帯に設定する．家族が参加する場合は，第一義的に家族の都合を配慮する．所要時間は，下準備（目的の明確化，事前資料の配布）や，事例の難易度によって異なるが，30分から1時間程度である．

②場所

特に決まりはない．会議室や事業所で開催されるのが一般的であるが，退院時カンファレンスは患者（利用者）の自宅で開催したほうが，患者（利用者）・家族が安心する，サービス担当者が療養環境を把握できるといったメリットもある．ただし，家が狭い，参加人数が多い，他人の訪問を家族が負担に感じている場合はその限りではない．

机は円卓が望ましい．円には不思議な力がある．上下関係をつくらないだけでなく，議論が円の中心に集まるので活性化しやすい．円卓がなければ，ロの字，コの字に椅子を配置してもよい．要は全員の顔が見える座席配置にすることである．対面式は緊張したり，対立関係を醸し出すので，できれば避けたい．特に医師の正面に患者（利用者）や家族が座

ると，プレッシャーを与えるので，できれば隣または斜め前にするとよい．

③参加者

　一部を除き，当事者である患者(利用者)本人と家族が参加するものが多いが，たいてい保健・医療・福祉の専門職で構成される．退院時カンファレンスでは，民生委員や近隣の人々など専門職以外の人の参加もある．人数は会議の種類によって異なるが，おおむね5～10名以内で選定するのが望ましい．参加者は，自身の専門性や強みを大切にしつつ，守るべき徳として「勇気・礼節・寛容」[7]を貫く．勇気とは，自分自身の考え方を他者に伝えること．礼節とは，相手の話を傾聴し，アイコンタクトや相槌をするなど丁寧に対応すること．寛容とは，多様性を認め，批判せずに意見を受け入れることである．

④ファシリテーター

　ファシリテーターとは，一言でいえば「物事を円滑に進める人」であるが，本書では「組織・チームの縦横と連携し，メンバー間の相乗効果を発揮しながら，チームを管理・維持し，目標達成という成果を導き出す人」とする．カンファレンスはファシリテーターの力量によって決まるといっても過言ではないため，日頃からファシリテーション技術を磨いておく．ファシリテーターは会議の目的を明らかにし，タイムスケジュールを示しながら，話題や発言をコントロールし，節目で要旨を確認する．また，発言をコントロールしつつも，多様な意見を引き出す仕掛けをする．

　結論を出すことにこだわると，意見交換が活性化されにくい．多職種が参加するカンファレンスでは，結論を追求するよりは，豊かな討論を目指す．参加者の専門性を大切にしながら，協力し合い，それぞれの立場で自由に伝え合うという，内容の濃い討論をすることで，参加者の満足感が得られる．

　カンファレンスや会議の趣旨によって，ファシリテーターを担う職種は異なる．退院支援カンファレンスは看護師長または退院調整看護師が，NSTカンファレンスは管理栄養士または医師が担当するなど，それぞれに適任者を選び，できれば多くの職種がファシリテーターを体験することを勧めたい．ファシリテーターで経験したリーダーシップは，メンバーシップにも好影響を与えるからである．

⑤資料(ホワイトボード)活用

　完成された資料を用意するのではなく，資料をもとに意見交換が活発化されるようにする．完璧な資料を提出しようとすると，資料を準備するのに膨大な時間がかかるだけなく，カンファレンスではそれを発表するだけの「報告会」に終わっていまい，意見交換が促進されず，参加者はモヤモヤ感が残ってしまう．

　また，ホワイトボードを活用すると効果的である．発言を聞きながら，要点やキーワードを整理して，議論の進行を可視化するとともに，議論の流れをコントロールして，目標へ近づけることができる．さらに，参加者がホワイトボードを直視し，発言内容が次から次へ書かれていくことで，臨場感が増すとともに，全員で会議を組み立てている実感が得られやすい．ホワイトボードの活用方法は，p.55,「④議論の進行を可視化し，収束させる：ファシリテーショングラフィックの活用」で述べる．

2 カンファレンスの過程—実践知の活性化

　カンファレンスの過程で最も重要なことは，言語化による実践知の活性化である．知識には，言語化できるものと言語化できないものがある．前者を「形式知」，後者を「実践知」（暗黙知）と呼ぶ．形式知は言葉や図表などで説明でき，客観的にとらえることができるものであり，頭で理解して得られる知識のことである．一方，実践知は言葉では説明しづらく，体験や経験を通して体得する知恵であり，それにより状況に適した判断と行動を行うことができる．両者は互いに関連しつつも相対的に独立している．また，一方がなければ他方は存在することができない．実践知とは，暗黙のうちに複雑な過程を身につけるものであり，たとえば自転車の乗り方のように，一度覚えると年月を経ても忘れないものである．複雑なプロセスをマニュアル化（形式知）することは難しく，仮にマニュアルを読んでも，実践には役に立たないことが多い（コラム3参照）．

　専門職教育は形式知を重視し，実践知を積み重ねる訓練がされていない傾向にある．カンファレンスは，多職種が有する経験，価値観，信念，ノウハウなど「実践知」を共有する場である．他のメンバーの意見に絶えず対応し，その反応を受け止め，また対応するというサイクルを回している．カンファレンスでは言語化を通して実践知を磨く過程を大切にする．

---

column 3　形式知と実践知

　知識には2種類あって，文章などで伝えることができる知識を「形式知」といい，マニュアル，ガイドライン，手順書，パス，計画書などがある．文章化できにくい，いわゆる「コツ」「勘所」「熟練技」は「実践知」（臨床知，暗黙知，応用知とも呼ばれている）である．臨床現場では両方必要であるが，実践知が言葉や文字で表現されないまま，個人の経験の中に埋もれてしまい，他者に伝わらない状態になっていることが多い．これはチームや組織にとっては損失であり，言語化（形式知化）することで，知識の共有や伝承が可能になる．実践知を形式知化する訓練方法として，事例検討，カンファレンス，ケースメソッドがある．

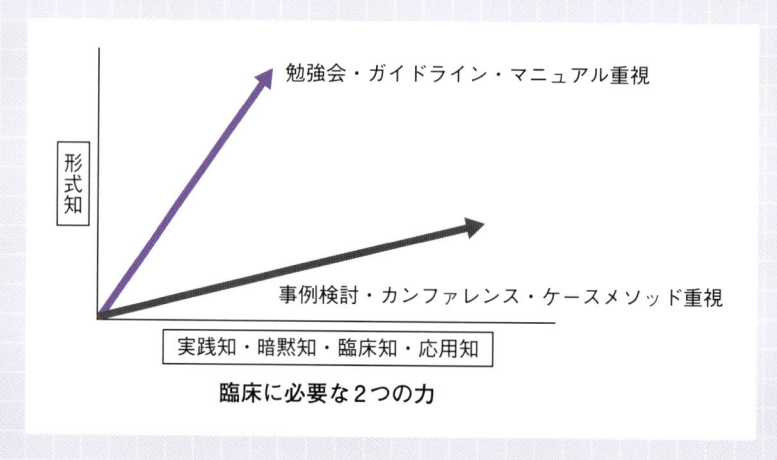

形式知 ↗ 勉強会・ガイドライン・マニュアル重視
　　　 ↘ 事例検討・カンファレンス・ケースメソッド重視
実践知・暗黙知・臨床知・応用知

臨床に必要な2つの力

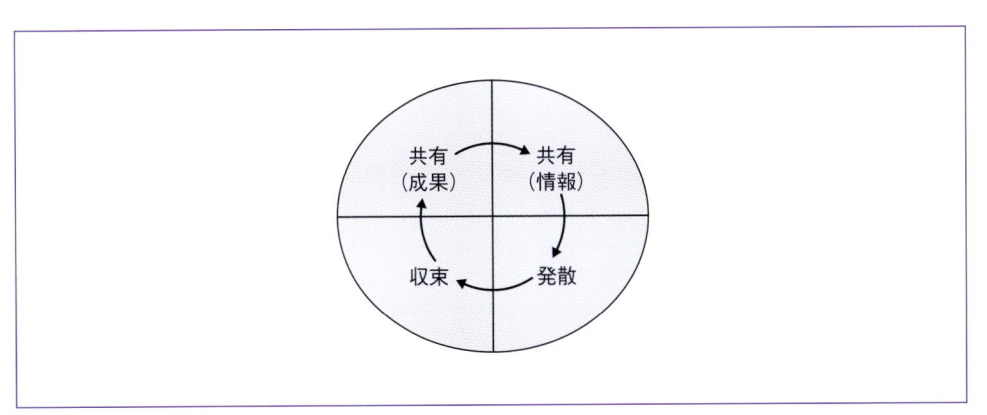

図10 発散収束型プログラム
(堀公俊：ワークショップ入門．p97，日経経済新聞出版社，2008 より)

3 カンファレンスの評価

　何をもって質の高いカンファレンスというのか，カンファレンスの効果を測定する方法は確立されていない．「議論が盛り上がった」，「活発な意見交換ができた」，「楽しく参加できた」などで満足してしまうが，これらは主観的なものであり，質が高いという判断基準にはならない．

　竹内・高木(2010)は，カンファレンスと似たような形態として討論式授業であるケースメソッドの教育効果について，いまだ定量的に測定する方法が見つかっていないと前置きしながらも，定量的評価と定性的評価を整理している．定量的評価としては，①総発言数：その授業で延べ何回の発言がなされたか，②発言者比率：その授業で発言した人の比率，③授業者(教師)の発話時間比率をあげ，それぞれ測定した．その結果，授業者(教師)と参加者の発言比率は，3対7であり，教師の発話時間比率は30％以下が望ましいとのことである[8]．司会者が議論をリードするあまり長々と話したり，管理職やベテランによる統制的な発言があると活発な意見交換ができないだけでなく，参加者間の相乗効果も起こりにくい．定性的評価としては，教育目的の達成度合いをあげている．

　佐野(2005)は，同じくケースメソッドの授業を分析し，教師が学生の意見をまじめに受け止め，苦労して議論の中に組み込んでくれたとわかれば，発言者は自らの存在意義を感じるようになり，討論の場に主体的に参加しようとの意識をもつのではないかと指摘している[9]．自分の意見が採用されたと思う瞬間から，次の発言を用意するという好循環の経験は誰にでもあるだろう．カンファレンスでも参加者が当事者意識をもつには，司会者が1つひとつの発言を丁寧に受け止め，それを議論の中に組み入れながら話を展開させ，目的に達成するように導くという，ファシリテーション技術が求められる．

　カンファレンスのプロセスは，図10 に示すように「発散収束型プログラム」である．これは，ビジネスなどのワークショップでよく活用されるものであり[10]，①枠組みを共有する，②考えを発散させる，③考えを収束させる，④成果を共有する，というプロセスをたどる．これをカンファレンスに当てはめると，①共有：情報の共有化，②発散：多職種に

よる意見交換，実践知の活性化，③収束：意見を整理する，④共有：チームとしての意見を取りまとめて成果を共有する，となる．

また，「問題解決型プログラム」もカンファレンスに馴染むものである．①問題を抽出して共有する，②原因や要因を整理・分析する，③解決策を立案する，④意思決定する．これ以外にも，さまざまなパターンがあり，カンファレンスの目的や時期，患者・家族の状況に応じて使い分ける．

カンファレンスの効果として，上原ら(2007)は4つの因子を抽出した．①支援に必要な情報の確認と共有（事例のイメージの再構成，ニーズの明確化，生活変化のイメージの共有，支援目標・計画の合意など），②ケアカンファレンスの技術の習得，③相互理解による連携の具体化と地域課題の発見，④支援の原則と価値観の共有（他の事例にも応用可能な支援の共通認識，必要な価値観），である[11]．

筆者は，カンファレンスで最も重要なことは「言語化による実践知の活性化」としている．医療職と福祉職，さらに患者と家族では，生活イメージにズレがあるのはごく自然なことである．このズレは意見交換によって引き起こされる相乗効果により修正されるものである．つまり，それぞれがどのような生活イメージをもっているのか，まずは参加者にぶつけてみて，それに対して多職種が追加発言をしたり，情報提供することで，新たなひらめきと視点の広がりが得られ，1人では気づかないことを発見する．このようにして，カンファレンスは意見交換する中で自分のイメージを修正しつつ，チーム全体のイメージをつくり上げていくものと考えられる．凝り固まった生活イメージを，意見交換によって解きほぐし，新たな生活イメージを再構築することができれば，カンファレンスは成功したといえる．

カンファレンスを通して「自分がもっているイメージや考え方が変わった」というのは恥ずかしいことでも敗北でもない．自己の考えの更新であり，利用者像の再構築でもあり，これは進化といえる．

最後に，先行研究や実践活動から得られた知見に基づき，カンファレンスの効果を次の4点にまとめる．①多面的な意見交換により，事例の理解が深まる，②事例の生活課題，目標，支援計画が共有化される，③参加者間の相乗効果により，協働の意欲が芽生える，④チームとしての「知」がつくり上げられる．つまり，個人の「知」からチームの「知」になることである．

4 カンファレンスはチームづくりに貢献

医療・福祉の現場では，連携が必ずしもうまくなされていない．その理由の1つに，マニュアル，ガイドライン，手順など形式知を重視し，臨床で埋もれがちな実践知を活性化してこなかった経緯がある．しかし，近年，実践知の重要性が見直され実践知を形式知へ変化させる取り組みや研修が求められている．実践知を高める教育方法としては，ケースメソッド教育や専門職連携教育(IPE)がある（第1章 p37 を参照）．

さらに，専門職種は別々に教育され価値観や考え方が異なることも，うまく連携がはかれない要因の1つである．専門性が異なることは素晴らしいことだが，現場に出れば他の

職種との連携が求められ，自分の専門性が十分に活用されない場面にも遭遇する．また，それぞれの基礎教育では連携を体験していないため，多職種で協働する場面ではどのように対応してよいのか混乱してしまう．

　カンファレンスは，異なる専門性をもつ医療・福祉職が，同じ場所で，同じテーマを議論する中で，お互いの専門性と強み，弱み，限界を確認できる場であり，連携・協力することで相乗効果を体験し，サービスの質の改善・向上につながることを実感する．いわば臨場感あふれる舞台での模擬体験であり，このような経験を積み重ねることで，チームが形成されていくものである．チームは専門職を配置するだけでは成り立たない．育てるものであり，また維持するもので，その効果的なツールがカンファレンスである．

2 ファシリテーション技術によるチーム力の向上

1 ファシリテーションとは

　ファシリテーション（facilitation）とは，「物事を円滑に進めること」，「物事を容易にすること」という意味である．堀（2004）によれば，ファシリテーションとは，「集団による知的相互作用を促進する働きである」としている．組織のパワーを引き出し，優れた問題解決に導く技術がファシリテーションで，①成果に至る時間を短縮する，②チームの相乗効果を生む，③メンバーの自律性を育む，といった効果が得られると指摘している[12]．

　フラン・リース（2002）は，明確な目標と課題を定めて業務にあたり，部下や同僚の話をじっくりと聴き，集団作業への参加を促し，支援をとりつけ，共同で業務を遂行し，人々の創造性と相乗作用を活用し，協力し合う人間関係をつくりだしていくこと，としている．さらに，ファシリテーターというリーダーシップは，「中立的な立場で，チームのプロセスを管理し，チームワークを引き出し，そのチームの成果が最大となるように支援すること」としている[13]．

　以上のことから，本書では，ファシリテーション技術を使ってチームマネジメントを行う人をファシリテーターとする．ファシリテーターは単なる司会者でも進行役でもない．本書では「組織・チームの縦横と連携し，メンバー間の相乗効果を発揮しながら，チームを管理・維持し，目標達成という成果を導き出す人」と定義する．

　ファシリテーターは，医師や看護師長などリーダーを担う人だけが身につける技術ではない．カンファレンス，各種委員会，会議，ミーティングの運営技術の1つでもある．このように誰もがリーダーまたは参加者になる時代だからこそ，全員に身につけてもらいたいものである．

2 関係性と問題解決を両立させるファシリテーション

　ファシリテーターというリーダーシップはきわめて日本的である．集団の和を重んじて，縦横の人々へ配慮しながら丁寧に対話（議論）を促し，その対話を通して問題解決をはかっていこうとする．つまり，人間関係（関係性）と問題解決を両立させるリーダーシップである．

　医療・福祉従事者は高度に専門化した集団である．メンバーのそれぞれが専門知識と技術を発揮できる関係をつくり（関係性），これらを最大限に引き出し，さらに，メンバー間

の相乗効果を促して，チームとして掲げた目標を達成することが求められている（問題解決）．

堀（2003）は，ネットワーク型組織を「自律分散協調型」とし，このような組織では，専門的スキルをもったメンバーたちのパワーが発揮できる環境をつくり，最大限に引き出すことがリーダーの役目となる．そして，リーダーはメンバーたちの力を上手に組み合わせて創発性とシナジー（相乗効果）を生み出し，組織として最大の成果を達成できるようにすべきであるとしている[14]．

ただし，医療・福祉の現場では，完全なネットワーク型組織になるには限界がある．医師の業務独占や指示が法的に位置づけられているため，完全にフラットな関係にはなり得ず，ピラミッド型が残るのはやむを得ない．しかし，ピラミッド型にもファシリテーションは機能するものであり，対立するものではない．

ファシリテーションは単なる意見の調整とは異なる．異なる意見を集約しながら合意形成を得意としている調整型リーダーシップは，時に根回しという手段を使って，コンフリクト（conflict：対立・葛藤・衝突・軋轢）を避けようとする．このような場合，少数意見や斬新な考えまでもが調整されてしまい，足して二で割ったような結論になり，新たな考えや視点の広がりは期待できない．

ファシリテーションを行う過程では，コンフリクトは避けて通れない．コンフリクトにメンバーとともに立ち向かい，客観的に整理・分析しながら，ファシリテーターのもとでうまく乗り越えて，新たな考えやアイデアを創発することに価値がある．コンフリクトをマイナスととらえるのではなく，チームづくりに必要なアイテムとして位置づけ，プラスに転換するエネルギーがチームの力になる．

3 ファシリテーション技術はチームづくりに有効

ここまでファシリテーションの有効性について述べてきた．一言でいえば，ファシリテーションとは，チームの力を最大限活用し，チームで掲げた目標を達成する営みである．わが国は，OECD先進諸国と比較して，病床数が多く，医療・福祉職の人員配置が少ない，いわゆる「労働倹約型産業」である．しかし，高い専門知識と技術，勤勉で真面目な国民性，集団の輪を重んじて，秩序ある行動をするという「強み」がある．この「強み」を活かすチームづくりにファシリテーションは有効である．

それでは，ここからはファシリテーションの代表的な技術を紹介する．

①議論の方向性を示す

議論の交通整理をする．職種による発表の序列化や，意見の偏りを防ぎ，公正中立的な立場で運営する．テーマに沿って議論していても，しばしば話が横道にそれることがある．横道にそれることで，新たな視点が生まれることもあるが，限られた時間に濃い議論をするためには，ファシリテーターが議論の進行をコントロールする必要がある．その際，ホワイトボードを活用するとよい．ホワイトボードに書くことで，参加者は自分の意

見が受け入れられたと感じ，議論に積極的に参加するようになるとともに，要点やキーワードが整理されるため，議論の進行が可視化される（p55～58のファシリテーショングラフィックを参照）．

②多様な意見を引き出し，議論の活性化をはかる

会議で沈黙が続く，いつも同じ人が発言する，会議はつまらない，連絡事項だけで議論に発展しない，という感想をもっている人は多い．多様な意見を引き出し，参加者が主体的に会議やカンファレンスに参加するには，それなりの仕掛けが必要で，ここがファシリテーターの腕のみせどころである．

参加者は守るべき徳として「勇気・礼節・寛容」を貫くと前述したが，ファシリテーターは，終始この態度を貫くように喚起しつつ，1人ひとりがもっている可能性，能力，やる気を引き出すように，傾聴し，承認し，適宜質問をする．参加者とファシリテーターのコラボレーションによって，議論が活性化される．

ファシリテーター自身は，公正中立的な立場であるため，持論を長々と述べることは避けたい．自発的な意見を待ちたいが，沈黙が続いたり，議論が停滞した場合などは，ファシリテーターが個人的な見解として意見を述べてもよい．

参加者に対しては，他者の意見を聞いて，自分の意見を修正すること，すなわち一度いったことに固執する必要はないことを強調する．自由に意見交換することで，参加者の実践知が刺激され，新たな発想や提案が浮かび，それらを言語化することで，再び参加者へフィードバックされる．このような洗練された議論によって，集団内で好ましい循環システムが確立していく．

新たな考えを打ち出して，議論を活性化したい時には，ブレーンストーミング法が有効である．前述した「発散収束型プログラム」の「発散」に当たる．この方法は世界中で広く使われている発想法で，少人数のグループがあるテーマについて自由に意見交換することで，新たな考えやアイデアを生み出す．次の4つのルールを守れば，それほど難しいことはない．まずは実行してみることが大切で，回を重ねるごとに量・質ともに高まっていく．

【ブレーンストーミング法の4つのルール】
・批判しない：出された意見は批判しないこと．
・自由奔放：思うままに発言すること．
・質より量，量が質を産む：意見をたくさん出せば，結果的に良い案が生まれるということである．医療や福祉の現場は余裕がなく，真面目で考え方が硬い人が多いため，このような遊び心を含んだ意見交換に難を示す場合がある．
・連想と結合：他人の意見につられて，考えがひらめくことがある．また，他人の意見に自分の意見を連結させて新しい意見とすることもある．

ブレーンストーミング法でたくさん出た意見は，あげっぱなしでは収拾がつかなくなる．「発散」の後は「収束」させなければならない．収束方法はいくつかあるが，本書ではファシリテーショングラフィックの活用を推奨する．

③コンフリクトに対応し，チームという共同体を維持する

カンファレンスや会議では，職種や部署によって利害関係が発生したり，価値観の対立で敵対的な雰囲気になったり，職種による階層構造をもち込むとコンフリクト（対立，葛藤，衝突，軋轢）がしばしば起こる．コンフリクトはチームが成長するうえで，必ず発生するものであり，避けては通れない．コンフリクトと対処行動については，p59,「チームの危機を乗り切るコンフリクト・マネジメント」に詳細に述べる．

ファシリテーターはチームという共同体を維持するため，先に述べた「勇気・礼節・寛容」の精神を意識するよう促す．さらにコンフリクト・マネジメントのスキルを習得し，コンフリクトをチームの成長の糧とする．

④議論の進行を可視化し，収束させる：ファシリテーショングラフィックの活用

ホワイトボードなどへの板書の目的は，発言者の意図を確認し，討論の過程を整理するとともに，ポイントを導き出す，すなわち「討論進行の写像」である．これをファシリテーショングラフィックという．一言でいえば，議論の内容を言葉や図形を使ってわかりやすく記述していく「議論を描く」技術である．討論が終わった後は，共通の記録として残る．

カンファレンスでは専門職の意見が活発に飛び交うが，他のメンバーに届いているかというとそうでもない．まして，利用者や家族にとっては，瞬時に消えていく言葉や理解できない専門用語に戸惑ったり，解釈できずに不消化状態になってしまう．ホワイトボードや紙に討論の内容を可視化することで，理解度は格段に向上するとともに，参加者全員でカンファレンスを組み立てていると実感できる．

堀（2009）は，ホワイトボードに議論を描く意味を「プロセスの共有と対等の参加が促進する」とし，言葉だけが飛び交う空中戦から，可視化された共通の枠組みで話し合う地上戦に変えていかなければならないとしている[15]．

ファシリテーショングラフィックは難しく考える必要はなく，書き方にルールや手順があるわけでもない．まずは書いてみることが大切で，試行錯誤を重ねることでグラフィックは磨かれていくものである．ただし，いろいろな要素が絡み合った複雑な図は，見る人の心に届かない．シンプルでわかりやすい図に仕上げたいものである．

その際，強力な味方になるのが，思考を整理するフレームワーク（枠組み）や図表である．医療・福祉分野でも，ジェノグラム（家族関係図）やエコマップ（社会資源関係図，コラム4参照），医療行為の手順や工程を示すフローチャート，2つの変数の関係を説明する相関図や散布図，複数の項目のバランスを比較するレーダーチャートなどが使われている．

カンファレンスや議論を円滑に進め，進行状況を可視化し，議論を収束させるには，どのようなファシリテーショングラフィックが適しているのだろうか．以下，日常よく遭遇するフレームワークを紹介する．

1）ロジックツリーまたはピラミッド図

どのような場面にも使える優れものである．一般的には，現象（結果）から要因を多面的に分析したり，逆に，たくさんの要因から結果を導き出すこともできる．すなわち，トップダウンから配列することも，ボトムアップで考えることも可能である．たくさんの意見

column 4　エコマップ

　エコマップとは社会資源関係図といい，利用者のアセスメントに使われるマッピング技法である．描き方に決まったルールはないが，図形や装飾を加えたり，矢印で関係づけたりして，利用者を取り巻く家族関係や社会資源を視覚的に理解するもので，多職種カンファレンスでは必要不可欠なツールである．

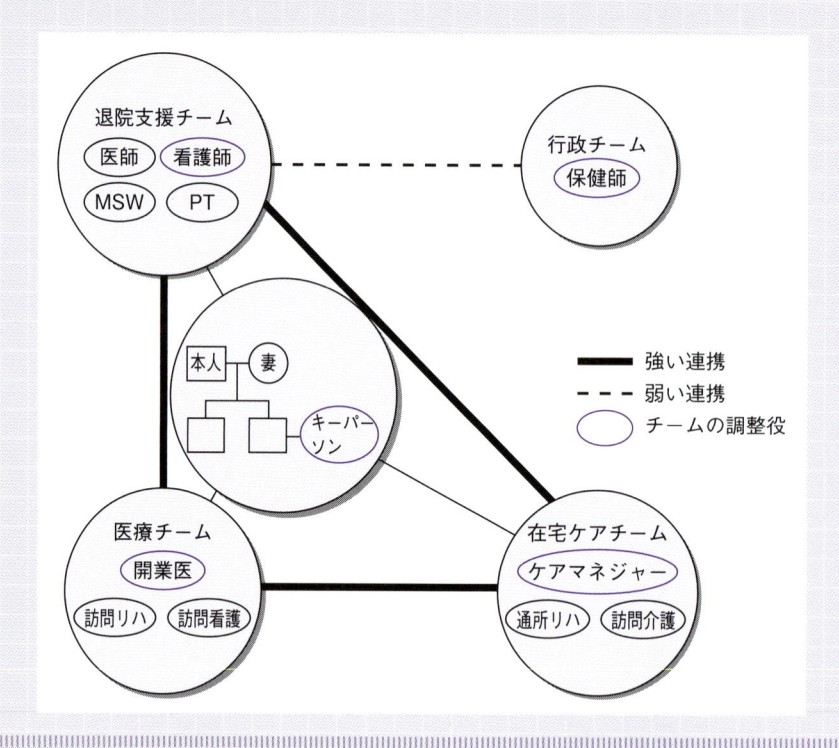

を階層的に整理できるため，混乱した会議や複雑な問題を抱えた事例検討に役立つ．
　ルールは以下の3つである[16]．
　・どのレベルであれ，メッセージはその下位グループ群を要約するものであること．
　・各グループ内のメッセージは，常に同じ種類のものであること．
　・各グループ内のメッセージは，常に論理的に順序づけられていること．
　ロジックツリー（図11）は，「モレなくダブリなく」まとめるもので，項目は3つくらいにまとめると見やすくなる[17]．

2）マトリックス
　マトリックスは，縦横の2つの軸を用いて，配置されている状況を説明するものである．たとえば，「高齢者の住まい」を説明するために，縦軸に「費用」，横軸に「要介護度のレベル」を設定し，要介護度と費用に応じた住まいの構想が得られる．これにより，高齢者の住まいの見取り図ができる（図12）．

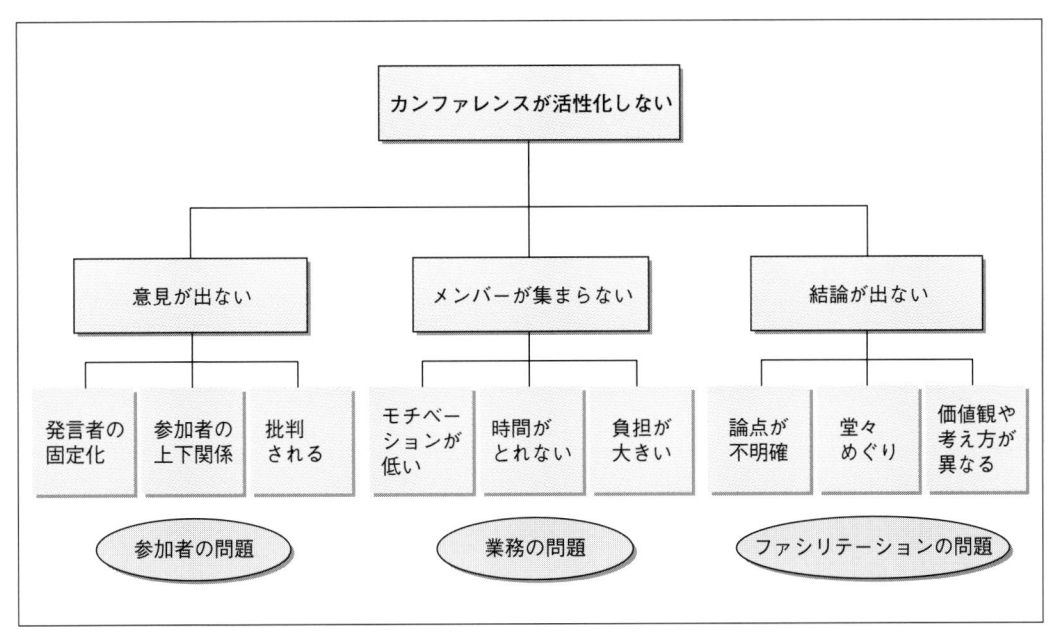

図11　ロジックツリー

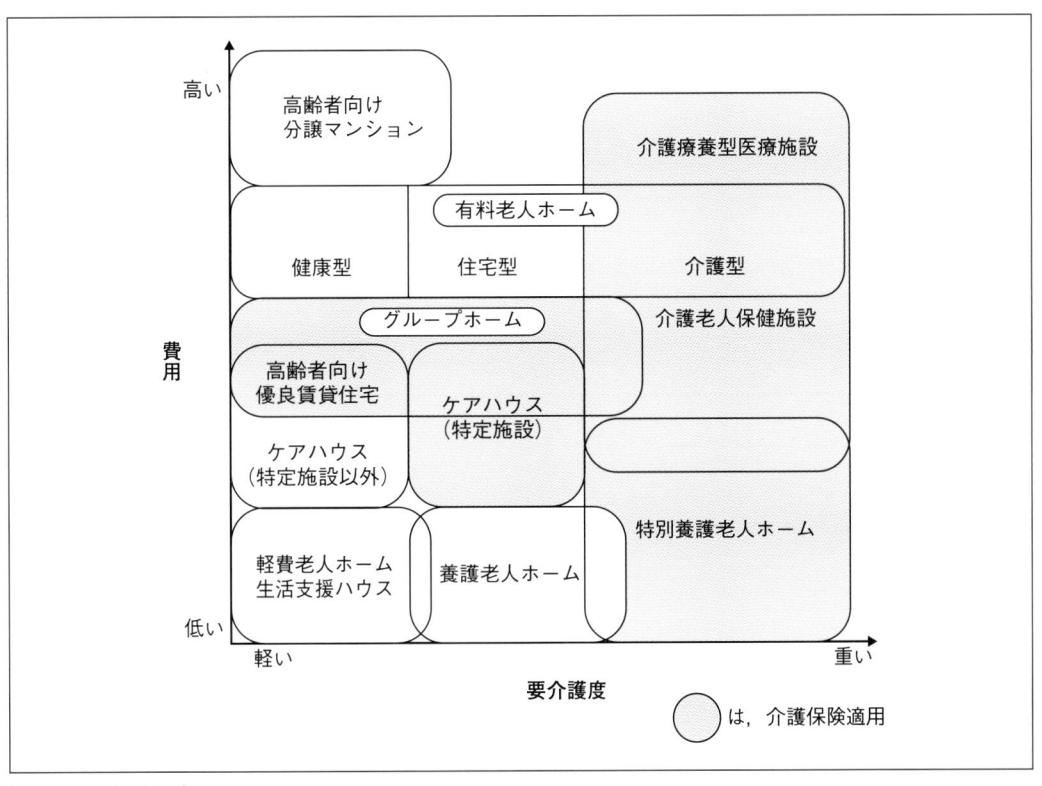

図12　マトリックス

3) SWOT

SWOTとは，内部要因である自施設の強み(S：strength)と弱み(W：weakness)，外部要因である環境の変化としての機会(O：opportunities)と脅威(T：threats)を明らかにして，これらを組み合わせて戦略を考えるものである．マトリックスを応用している．これらの要因は相対的なものであり，環境の変化によって，強みが弱みに，脅威が機会に転じたりする(図13)．主観的な判断に影響されるので，結果よりは，分類・分析の過程を共有することに意義がある．

【強み】	【弱み】
・交通機関のアクセスが良い ・急性期～回復期～慢性期の医療・介護を一貫して提供できる ・新卒者の入職が多い ・勤続年数の長いベテラン職員が多い ・回復期と療養病床の病床利用率が90％と高い ・一般病床の平均在院日数が14.5日と短い	・法人内で医療が完結するため、自己完結型医療になりがちで、地域連携が弱い ・紹介患者の減少 ・一般病床の病床利用率が73％と低い ・超急性期や高度医療に限界がある ・急性期医療の「売り」が弱い ・ミドル層を担う人材が不足
【機会】	【脅威】
・現任教育の体制と内容が充実 ・高齢者人口の増加 ・電子カルテの導入検討 ・地域医療連携室に事務職員を配置	・同じ医療圏に医療・福祉サービスを一体的に提供する医療機関が増えている ・主産業である自動車製造工場の移転による若年人口の減少

地方の中核病院(一般病床120床，回復期30床，療養病床50床)のSWOT分析を例に．

図13 SWOT

3 チームの危機を乗り切る コンフリクト・マネジメント

1 コンフリクトとは

　コンフリクト（conflict）とは，対立，葛藤，衝突，軋轢という意味である．ロビンス（2009）によれば，コンフリクトとは，一方の当事者が，他方の当事者が自分にとって重要な事柄に悪影響を及ぼした，あるいは及ぼそうとしていると認知した時点で始まるプロセスであるとし，目標の不一致，事実の解釈をめぐる相違，期待する行動に関する食い違いといったものである[18]．

　医療・福祉の現場では，専門職間によるコンフリクトだけでなく，チーム間によるコンフリクト（NST VS 病棟看護チーム，院内チーム VS 在宅チーム）も起こりやすい．価値観の異なる専門職の集合体である医療・福祉チームが成長する段階では，必ずといっていいほどコンフリクトが発生する．したがって，コンフリクトを避けるのではなく，上手にマネジメント（対処行動）することが求められている．

　日本人は対立や衝突を避ける傾向があり，仮に対立があったとしても，誰かがあきらめたり，我慢することでチームの和を保っている．コンフリクトはネガティブなもので，なければそれに越したことはない，という位置づけである．そのため，チームの成長過程に必要であるコンフリクトに正面から取り組むこともなく，コンフリクト・マネジメントが身につかない．

　しかし，最近の研究では，コンフリクトのポジティブな面も認められている．適度なコンフリクトをうまくマネジメントすることで，チームが成長するのである．マイナスをプラスに変えるコンフリクト・マネジメントについて以下に説明する．

2 コンフリクト・マネジメントとは

　コンフリクトが組織やチームにとって，プラスに働きかけるか否かはマネジメントに依拠していると指摘されている．ロビンス（2009）によれば，コンフリクトは4段階で形成される．すなわち，潜在的対立→認知と個人化→行動→結果である[19]．図14にコンフリクト・プロセスの概念図を示す．コンフリクトは人の認知と結びついており，コンフリクトが発生しそうな状況であっても，チームメンバーがコンフリクトと認知していなければ，または認知されたからといってそれが個人化されていなければ，問題にならない．個人化されるとは，チームメンバーとの間に意見の相違があると気づき，それによって緊張や不

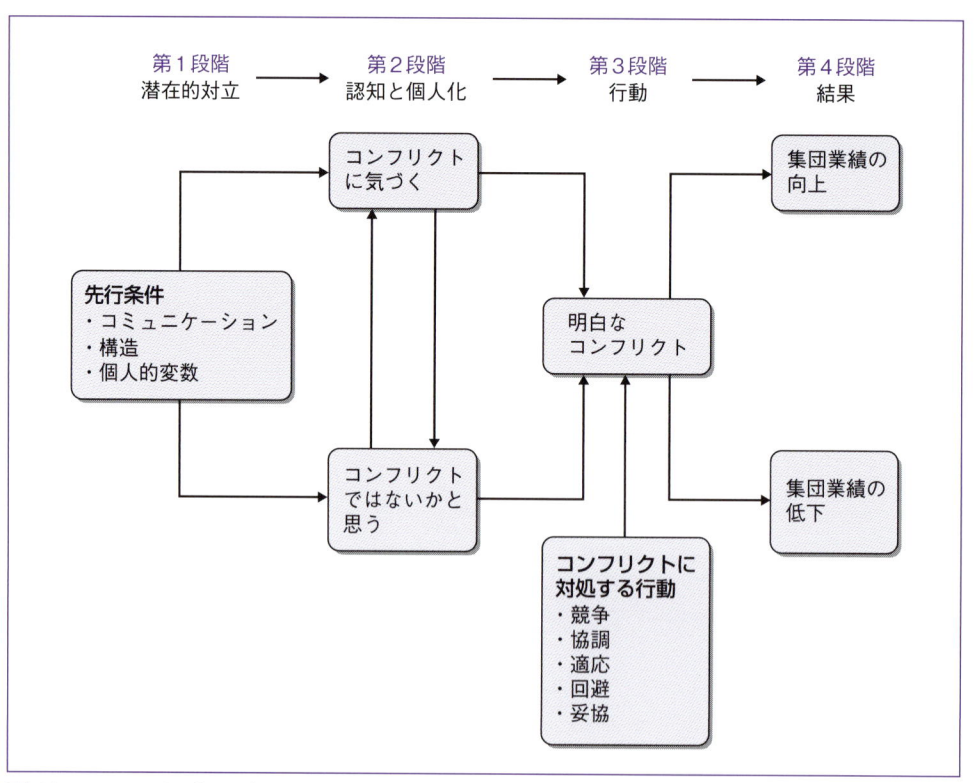

図14 コンフリフト・プロセス
〔スティーブン P. ロビンス(著)，高木晴夫(訳)：組織行動のマネジメント―入門から実践へ，p321，ダイヤモンド社，2009 より〕

満を感じることである．コンフリクトが発生していると認知されれば，コンフリクトの解消に向けての何らかの行動が求められる．

さらに，ロビンス(2009)はコンフリクトの対処行動として，競争，協調，適応，回避，妥協があると指摘している[20]．①競争：自分の意見は絶対に曲げずに競争して支配する，②協調：協力してお互いの利益をもたらすよう努力する．しばしば敗者のないコンフリクト解決法とみなされる，③適応：関係を維持するために，相手の利益を自分たちの利益よりも優先させること，④回避：対立を避けるため，引き下がったり，コンフリクトを抑圧しようとする．この場合，当事者は互いに物理的な距離を置き，相手の領域に入らないようにしつつ，自分の領域を確保しようとする，⑤妥協：お互いが折り合いをつけるように妥協案を出す．

堀(2003)は，コンフリクト解消の基本アプローチとして，創造による解決，交換による解決，分配による解決の3つを指摘している[21]．①創造：両者の目的が同時に達成できる解決策をお互いに協力してつくり上げるもので，問題解決型ともいう，②交換：自分と相手の利害が相反しないようにして，双方ともに目的を達成するもの，③分配：お互いの利益を分け合うもの，である．①創造と②交換は，双方が目的を達成できてお互いに勝者となるので，「ウィン・ウィン型(Win-Win approach)」と呼ばれている．

ロビンスの②協調は，堀の①創造に該当し，⑤妥協は②交換に近い対処方法である．医

療・福祉の現場では，問題解決型アプローチが主流であるが，複雑な問題が重層的に絡み合っていることも多く，解決策が見つからない場合も多い．また，双方の意見が強く衝突する場合もあり（たとえば，退院後の療養先として家族は施設入所を強く望むが，医療・福祉チームは在宅療養が適切であると判断する），妥協案というお互いの意見を交換する方法も多い．

　本書では，チームメンバーが何らかのコンフリクトを認知し，チームで解決方法を模索するために，何らかの対処行動を起こす"やりくり"をコンフリクト・マネジメントとする．医療・福祉チームが現実的にとる対処行動は，③創造または交換に着目したマイナスをプラスにするようなマネジメントが求められる．

3 コンフリクトへの対処行動はチームを成長させる

　医療・福祉の現場では，患者 VS 家族，医師 VS 看護師，看護職 VS 介護職員という個人（職種）レベルでのコンフリクトだけでなく，患者または家族 VS 医療チーム，病院チーム VS 在宅チーム，病棟看護チーム VS NST，病棟看護チーム VS リハビリテーションチームといったチームレベルでのコンフリクトも起こりやすい．

　先に述べたように，医療・福祉チームが実際に行っている適用（創造）によるコンフリクトの解消とは，双方の目的を尊重し合える解決策を見つけることである．それは問題解決型アプローチであり，カンファレンスで最もとられている方法である．

　簡単な例で説明すると，経口摂取が低下している患者に対して，医師は栄養状態を引き上げるために，高カロリー輸液を提案している．一方，看護師は「口から食べられる」という残存機能に着目し，まずは食事形態や内容を変更すべきと主張している．双方の意見は対立し，コンフリクトが発生している．

　医師の指示は絶対的であり，看護師が指示通りに従っていれば表面上コンフリクトは起こらない．しかし，これによりチームの成長が止まってしまう可能性がある．医師・看護師の関係はパートナーシップであり，チームを成長させるためには，コンフリクトは避けて通れない．

　そもそも医師は高カロリー輸液をするのが目的ではなく，短期間に栄養状態を改善したいと思っている．看護師も食事内容や形態を工夫することで，栄養状態を改善したいと思っており，双方は「栄養改善」という高次のレベルでは一致している．ただし，コンフリクトの渦中にいると，本質がみえなくなってしまい，目的と手段を混同させてしまう．このような場合，NST の管理栄養士や理学療法士など第三者に加わってもらい，双方の意見が高次レベルでは一致していることを整理したうえで（目的は一致，手段が異なる，という認識をもつことが重要），創造的な解決策を提案する．

4 コンフリクトの予防対策

　適度なコンフリクトはチームを成長させるうえで重要であるが，深刻なコンフリクトはマネジメントの限界を超えて，取り返しがつかないほど険悪な人間関係に陥ったり，ますます対立を深めたりする．そのため，予防対策は講じておくとよい．

　医療・福祉チームにおける深刻なコンフリクトとして，①職種に対する価値観の衝突，②部署あるいは職種の利益（負担）にかかわる衝突，③チーム対チームの方針をめぐる葛藤，チームの階層性にかかわる葛藤がある．以下，項目に沿って説明をする．

　①職種に対する価値観の衝突は，日常よく遭遇するものである．特に医師との衝突や葛藤はしばしば観察される．「いつも医師は勝手に決める」「医学モデルの考え方を強要する」「原因と結果が一直線につながっており，多面的な見方ができていない」「カンファレンスなどで威圧的に発言する」などの声が聞かれる．根底には医師をトップとした階層構造への不満があり，感情的になりがちである．

　対策としては，職種と問題を切り離すことである．職種に対する独自の価値観（だから医師は…）と，問題への対応方法とは別ものである．また，その職種がもつ価値観は，アイデンティティそのものであり批判してはならない．批判する対象は問題の対処方法である．異なる価値観を排除するという姿勢は，チームマネジメントでは禁忌であることを肝に銘じたい．

　②部署あるいは職種の利益（負担）にかかわる衝突については，問題が解決された際に受け取る利益を見通すことである．目先の利益（負担）ばかりにとらわれていると，全体が見えなくなり，目標を見失ってしまう．問題解決する過程において，多少の負担はあるが，さまざまな利益を得るはずである．お互いにここを見出すことが重要である．

　③チーム対チームの方針をめぐる葛藤には，たとえば，NSTと病棟看護チームの栄養方針についての葛藤などがある．誤嚥する利用者を禁食にして，集中的に嚥下訓練を進めたいと提案するNSTと，一方で，食べたいという本人の意思を尊重して，看護師立会いのもとで経口摂取を進めたいと考える病棟看護チームの葛藤はしばしば起こる．ここでも，どちらの専門性を優位とするのかという，チーム対チームの階層性が生じている．

　対策としては，チーム間の階層性が生じていることをお互いが認め合い，利用者への影響を話し合う．優位性についてはケースバイケースであり，そのつどカンファレンスで確認するなどルールを決めておくと衝突は起こらない．さらに，双方の判断基準を一致させる（たとえば，どのレベルになったら禁食とするのか）．経口摂取への対応は，利用者の価値観が最大限尊重されなければならないことを忘れてはならない．

4 実践知を磨き，チームをつくる参加型事例検討

1 参加型事例検討はチームで実践知をつくり上げる

　野中ら(2007)は，ケア会議(事例検討と同義語)の必要性について，①利用者の見立てと手立てについて多くの専門職とともに考えることができる，②自分の専門性以外の領域からの情報を得ることができる，③資源同士のネットワークができる，④情緒的な支え合いの機会となる，⑤研修機能も期待できる，⑥利用者が住む地域の課題を発見できる，をあげている[22]．

　カンファレンスは支援過程の一環として行うもので，参加者は原則として支援チームのメンバーである．一方，事例検討は事後的に支援のプロセスを振り返り，事例提供者が設定した課題を多面的に検討し，参加者が追体験(疑似体験)することで，専門職の資質の向上を目指すものである．直接支援にかかわらない人々も参加し，多くは研修会やセミナーなどで開催される．事例検討の方法にこれといった決まりはなく，それぞれの現場で独自に行われている．

　事例検討会は自分自身やチームの成長に必要なツールである，と考えていても，その効果を実感できない人は多いのではないだろうか．その理由は，まず，カンファレンスと混同してしまい，解決策を検討する場にしてしまっていることが多い．参加者から，「なぜこうしなかったのか」「私ならこうする」という意見が出されても，所詮，結果論にすぎない．また，事例提供者の情報不足を批判したり，できないことばかり指摘するなど，ネガティブな意見や，自分の価値観を押し付けたりするような発言が続くと，参加するのが嫌になってしまう．その一方で，参加者同士で慰め合いをするだけのもの(皆同じ悩みをもっていることを確認するレベル)では，自己満足に留まってしまい，効果がない．

　事例検討会は，異なる背景をもつ多職種が同じ場所で，同じ題材(事例)を用いながら，その場にいないとわからないような状況，判断，意思決定，価値について多面的に分析することで，視点の転換，拡大，深化をはかるものである．状況をどのように確認したのか，得られた情報から何を判断したのかなど，その時その場での意思決定，価値観，判断基準など臨床場面を再構成しながら，「実践知」をつくり上げていく．つまり，事例検討の意義は，同じ事例について，多職種が同じ土俵で，臨床場面を俯瞰しつつ，参加者全員で臨床の「知」をつくり上げることに他ならない(参加型事例検討と命名する)．

　医療・福祉の現場は事例の宝庫である．とりわけ疲弊している医療の臨床現場では，新しい教育方法を導入したり，外部研修に出かけるだけでなく，宝物である事例を教育用に仕立てて活用することも視野に入れるべきであろう．以下のように方法や内容を少し工夫

するだけで，チームマネジメントに有効な方法や教材が開発できる．

　参加型事例検討は，第1章で紹介した「ケースメソッド教育」と重複するところがあるので，併せて読まれることを勧めたい．ケースメソッド教育は，高度な経営専門職業人を養成するMBAの中核的なプログラムで，実践力を高めるために開発された教育方法であり，ケースを教材に，ディスカッションしながら，当事者の立場に立って，自分ならばどのように行動すべきかをより適切に判断できるようになることを目的とする参加型学習である．ケースを使って，多様な人々が，ディスカッションを通して，異なる価値観を認めつつ，多面的に分析・検討することで，実践力を身につけていく，連携教育の方法としても注目されている．

2 参加型事例検討に必要な条件

　効果的な参加型事例検討に仕立て上げるには条件が3つある．①司会者のファシリテーション技術，②教材（事例検討のテーマ・内容・様式），③参加者の態度，である．①のファシリテーション技術については，p52，「ファシリテーション技術によるチーム力の向上」を参照されたい．ここでは，②教材と③参加者の態度について述べる．

1 実践事例を教育用に仕立てる

①検討するのは成功事例か失敗事例か

　結論からいえば，両方検討する必要がある．うまく支援できなかった事例（失敗事例）を検討するのは，事例提供者は気が引ける．「失敗は成功のもと」と頭では理解していても，当事者にはなりたくないものである．

　うまく支援できた事例（成功事例）を学ぶということは，手堅い手法のように思えるが，このような思考パターンが身につくと，成功事例に固執してしまい，成功への筋道以外は考えなくなってしまう．畑村（2005）は「失敗学のすすめ」で，失敗がもつポジティブな面に着目する必要性を次のように述べている．

　『「こうすればうまくいく」といういわば「陽」の世界の知識伝達によって新たにつくりだせるものは，結局はマネでしかありません．ところが，「こうなるとまずくなる」という「陰」の世界の知識伝達によって（中略），同じ失敗をする時間と手間を省き，前の人よりも一ランク上の創造の次元からスタートすることができます』[23]

　なぜうまくいかなかったのか，原因や要因を探ることで多くの気づきや知見が得られるとともに，未然に防ぐ手立ても伝えられる．失敗経験は成長への糧といえる．

②事例のテーマ

　一般的に事例検討で扱う事例は，いわゆる困難事例が多い．一口に困難といっても，その事象や場面は多様である．最初から「○○であり困難な事例」とレッテルを貼ると，参加者にバイアスをかけることになる．それゆえ，事例のテーマは事例提供者の価値観が入らないように設定する．たとえば，以下のような例は好ましくない．

例)退院後のサービス利用を拒否する独居高齢者

「サービス利用を拒否する」は，あくまでも支援者側の発想であり，本人は困っていないから利用しないことが多い．一人暮らしをしていると誰でも困ることはあるが，それは生活の一部であり，困りながらもそれなりに生活を回している場合が多い．

③教材の様式・内容

経過が長い事例については，ターニングポイント(転換点)を絞ったほうがよい．様式に決まりはないが，事例の基本情報(年齢・性別・疾患名・家族背景・生活状況・ADL など)，経過，支援の結果，支援チームなど，事実のみ記載する．経過の記載では，自分やチームの価値観を可能な限り排除して，事実のみ記載するようにする．最後に総括として，本事例から何を学んだのか，教訓や知見などをあぶり出し，他者へ伝える．

事例検討は直接支援にかかわったことのない人も多く参加するため，短時間で事例を把握できるよう，ジェノグラム，エコマップ(コラム4参照)などファシリテーショングラフィックを活用するとわかりやすい．

2 参加者の参加態度

参加者の参加態度は非常に重要である．事例提供者を批判しない，自己の考え方を押し付けない，ヒエラルキー(医師の意見を絶対視する，発言の順番を固定するなど)をつくらない，民主的で対等な人間関係の中で，発言者の意見に耳を傾け，その発言について自分なりに思ったことをしっかり発言するなど，お互いを尊重し合う，大人の会話が求められる．

思っていること，感じていることを，参加者にぶつけてみることが重要で，発言に際しては，どこに賛成・同意し，どこが異なるのかを具体的に説明すると伝わりやすい．また，参加者同士がサポーターとなることで，「ここは安心して発言できる場所」「どのような発言も受け入れられる」と感じられ，いわばチームメンバーのガス抜きの場にもなる．自分の意見が受け入れられたり，認められると次の発言をする準備に取りかかるものである．発言が発言を呼び，それが他の参加者にも波及するなど好循環が形成される．

参加人数に関しては，グループの人数を少なくすると討論が活発になり，大人数になると発言しにくくなる．一般的に5〜6人以上になると相乗効果が出てくるので，大人数で行う場合は，まず少人数で予備的討論を20〜30分行って，それから全体討論にもち込む方法もある．

このような事例検討による追体験を通して，支援の悩みや葛藤が言語化され，事例と向き合いながら支援過程を内省化していく．さらに，チームメンバーのサポートを受けながら，気づきや新たな支援方法を発見していく．

3 参加型事例検討の進め方のポイント

1 多面的な分析を通して課題を見極め，支援の引き出しを増やしていく

　事実の把握は参加者とともに多面的に行う．その際，ファシリテーターを立てて，ファシテーション技術を使って，多様な意見を引き出す．

　「ああすればよかった，こうすればよかった」と反省したり，「このような支援をすべき」というだけでは，所詮結果論になってしまう．また，理想のケアプランと現実のケアプランを比較して，何が不足していたのか明らかにしたり，「自分だったらこのように支援する」と，自論を披露する場でもない．事例検討の目的は，解決策を検討する場ではなく，「事実を把握し，事例提出者が設定した課題を検討すること」である．ただし，課題というものは，多面的に分析しないと見えてこないものである．前述したように「サービス利用を拒否する」という課題は，表面的な現象をとらえたものであり，他の職種から見れば「拒否」ではなく，「必要性を感じていないため，利用に至っていない」と判断して，必ずしも課題とはとらえないこともある．

　前述したように，事例検討では，同じ土俵で状況分析をすることで，判断基準，意思決定の方法や価値などを多面的に分析し，チームメンバーの視点の転換，拡大，深化をはかるものである．そして，臨床場面を再構成したり，俯瞰しながら，「臨床知」をつくり上げていく協働作業である．

　多面的な分析を通して，新たな支援方法を発見したり，異なる見方ができるようになり，その結果，チームメンバーが成長し，支援の「引き出し」が増えていく．これらは司会者と参加者が一緒につくり上げる「学びの共同体」であり，このような体験を通してメンバーシップが形成されていく．

2 事例提供者を批判しない

　しばしば「情報が少なくて事例検討ができない」と事例提供者を批判する人が出てくる．情報は多いに越したことはないが，医療・福祉の現場では限られた情報で意思決定する場面が多い．必要であれば，事例提供者に質問をして，不明点を明らかにすればよい．また，異なる意見をいうと「批判された」と勘違いしたり，「専門職領域への越権行為である」と批判する人もいる．いずれも討論に慣れていないために起こるものであり，そのつど，司会者は事例検討における参加者の態度を確認するなど，丁寧な対応が求められる．

3 豊かなプロセスを重視する，正解は1つではない

　結果や結論を導き出すことに力点を置くと，丁寧な討論ができなくなる．結論を急いだり，無理に1つの結論を出そうとすると，重要なことが抜け落ちたりする．参加者の中には，正解を求める人も少なくない．医療や福祉の現場は多様であり，また参加者も多様なものの考え方をもっている．このような場で1つの正解を求めるのは困難であり，それを

目指した瞬間に討論にブレーキがかかってしまう．正しい結果を導くのではなく，「豊かな討論」「さまざまな引き出しの獲得」を目指すもので，そのためには司会者がしっかりと討論をコントロールする．

4 事例検討でケアの質の改善を

　前述したように参加型事例検討の目的は，事例提供者が設定した課題を多面的に検討し，参加者が追体験（疑似体験）することである．つまり異なる背景をもつ多職種が同じ場所で，同じ題材（事例）を用いながら，その場にいないとわからないような状況，判断，意思決定，価値について多面的に分析することで，視点の転換，拡大，深化をはかるものである．それはケアの質の向上にも寄与するものと思われる．

　そもそも事例検討がケアの質の向上にどのように関与しているのか，実証研究は見当たらないが，少なくとも，参加者全員で事後的に支援過程を振り返り，設定した課題について何らかの新しい発見が見出せたり，支援の引き出しが増えることは，「臨床知」の形成であり，今後の支援につながっていくものと考えられる．

　臨床現場では多忙を理由に支援のやりっぱなしが多く，定期的に行われているモニタリングや評価が改善行動に結びつかず，形骸化している印象を受ける．つまり，次の項で説明するPDCAサイクルがうまく回っていない状況である．

　ケアの質の評価は，客観的な評価方法が確立しておらず，またケアという多面的なものに客観的評価が馴染むかどうか議論の余地はある．そもそもケアの質とはどのような要素で構成されるのか，何をもって質が高いといえるのか，ケアのアウトカムとは何か，それらはどのような指標で測定できるのかなどについて，議論を深めていく責任がチームに課せられている．

5 チームと知的資産のメンテナンス

1 チームは時間とともに変化する生き物

　組織やチームは生き物であり，時間とともに変化するものである．良い方向性に変化するだけでなく，停滞や衰退を迎えてしまうことがある．最初は活発だったカンファレンスや会議は，時間が経過すると活気がなくなったり，話し合いが形骸化してしまう．チームを維持することは，チームをつくるよりも難しく，より多くのエネルギーを必要とする．

　高木（2008）は，もともと組織には慣性力があり，新しい規制や仕組みをつくってもなかなか使われず，従来のままの活動が依然として続く．このような傾向が組織の社会的慣性である，としている[24]．たとえば，病院全体で退院支援に取り組む場合，スクリーニングやアセスメントシートを新しく導入するため，記録や仕事の方法を変えなければならない．いざ実行に移そうとすると，チーム内からさまざまな異論や抵抗が発生する．これまでの方法を変えたくない，慣れた方法を続けたいという，いわゆる抵抗勢力が変化を嫌う．

　知識も新陳代謝が激しく，メンテナンスを怠ると2～3年で陳腐化してしまう．個々人が知識を蓄積しても，組織の知として活用できなければ，個人の中で眠ってしまう．組織やチームが現場の知識を積み重ね，実践知を形式知，形式知を実践知へと変換するシステムづくりを行い，日常の実践活動のノウハウを知識としてストックし，さらに知識の入れ替えを行う．知識のリニューアルは，組織・チームの活性化につながり，新しい知を創発する．

　古川（2009）は，チームの変化について，メンバーまたはチームそれぞれにポジティブな面とネガティブな面があると指摘している[25]．メンバーのポジティブな変化には，習熟度が上がり手際よく業務を行うことができるという点があげられる．ネガティブな変化としては，「関係の固定化」が起こったり，前例踏襲や慣行に照らし合わせて判断するという「判断の固定化」も目立つようになることである．

　堀ら（2007）は，チームは「変化」よりも「秩序」や「現状維持」を大切にするようになる．その結果，役割分担，コミュニケーション，意識など，あらゆるものが硬直化してしまい，環境の変化についていけず衰退していくと指摘している[26]．

　新しいチームは育ち盛りであり，知識の新陳代謝も活発に行われている．しかし，成熟期に入ると成長が鈍化していまい，チーム活動がマンネリ化する．新しい人材を入れ替える，トップを交代させる，未知なる事業に挑戦するなど，外的な刺激を与えないと，停滞または衰退してしまう．ただし，役割を終えたチームは，無理に延命することなく，静かに幕を引くべきである．

2 人材と知的資産のマネジメントでチームを活性化

　古川が指摘しているように，チームのメンテナンス方法のポイントは，ポジティブな変化を活用しつつ，ネガティブな変化を最小限に抑えることである．医療・福祉サービスは，人員配置・業務内容・役割が法や診療（介護）報酬で定められていることから，大幅なメンバー交代は現実的でない．また，メンバーの固定がチームを硬直させているかといえばそうでもない．むしろ，利用者，家族，メンバーとの信頼関係が深まり，仕事の習熟度も高まっている場合が多い．このような貴重な人材を，チームが硬直しているからといって交代させるのは損失である．チームのネガティブな面に着目するよりは，ポジティブな面に働きかける，いわゆる「強さ」や「人財」に着目したチームマネジメントが求められる．

　そもそも，医療・福祉チームは 30 種類以上の専門職で構成される「人財」の宝庫であり，1 人ひとりのもつ知識・技術は膨大で，これらを知的資産（knowledge asset）＝強みとしておおいに活用する，すなわちナレッジマネジメントが求められる．

　ナレッジマネジメントとは，個々人の知識や企業の知的資産を組織的に集結・共有することで効率を高めたり，価値を生み出すことであり，そのための仕組みづくりや技術の活用を行うことである[27]．医療・福祉サービスは，多様な職種と部署で構成され，それぞれが専門的知識・技術・情報など知的資産をもっている．しかし，階層構造やセクショナリズムなど硬直的な組織形態のため，組織全体で知的資産を活用して，医療・福祉サービスの価値を高めようとする戦略に欠けている．

　施設ではマニュアル，ガイドライン，パスなど知的資産に該当するものが数多く整備されているが，作成すること自体が目的化されたり，環境や状況の変化に応じて内容が改訂されず形骸化してしまい，知的資産としての価値が低くなっている場合がある．これは，マネジメント・サイクルである PDCA（Plan-Do-Check-Action）サイクル（**コラム 5** 参照）が回っていない状況であり，特に Check（評価）から Action（改善行動）への過程がうまく機能していない．つまり，評価しっぱなしで改善行動に結びついていない状況である．

　また，看護や介護の現場は人材が流動的なため，卒業後 5 年以下の若い職員が後輩の指導に当たっていることが多く，これらの人々は言語化できるほどの知識・技術をもち合わせていない．そのため，先輩のやり方を見て真似するという教育では人材は育ちにくい．看護や介護の仕事は言語化が難しい，という指摘もあるが，筆者は可能な限り言語化する努力が必要と考えている．

　このような状況を鑑みて，チーム全体で，カンファレンスや事例検討などを通して実践を振り返り（実践知の抽出），ファシリテーション技術を使って形式知化し，改善行動に結びつけていく方法を提案してきた．これらは Check から Action に結びつける方法の 1 つであり，知的資産のバージョンアップ（質の向上）に他ならない．さらにこのプロセスを通して，「人財」が育成されていくものと思う．

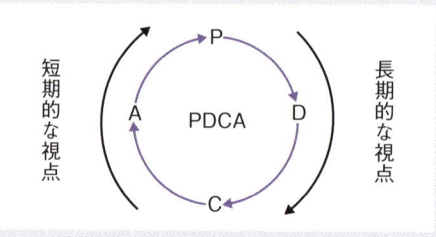

column 5　PDCAサイクル

マネジメント・サイクルのフレームワークで，継続的な業務改善を定着化させるプロセスである．P(Plan 計画：情報を分析して計画を立てる)，D(Do 実施：計画に沿って行動するとともに，実行状況を測定する)，C(Check 評価：実行状況をモニタリングし，計画通り実行されているか否かなどを評価する)，A(Action 改善行動：評価をもとに改善行動を検討する)．

PDCAサイクルは，組織・チームに定着させることが難しい．特にC(評価)からA(改善行動)に結びつけることができにくい．PとDを頻繁に変更すると，組織・チームは混乱して仕事が回っていかないので，比較的長期的な視点で検討する．Cは，定期的なモニタリングであるため，短期的な視点で検討する．Aは，本来Cと連動して行うものであり，短期的な改善行動が基本である．ただし，こまめな変更は現場を混乱させるので，長期的視点で回すよう工夫する．

■文献
1) 第7回チーム医療推進方策検討ワーキンググループ(平成23年3月2日開催)資料．
2) 野中猛：図説ケアマネジメント．p43，中央法規出版，2002．
3) 白澤政和：ケアマネジメントの実践．p8，中央法規出版，2000．
4) 鷹野和美(編著)：チーム医療論．p101，医歯薬出版，2008．
5) 新津ふみ子：ケア・コーディネーション入門．pp55-56，医学書院，1995．
6) 篠田道子(編)：チームの連携力を高めるカンファレンスの進め方．p3，日本看護協会出版会，2011．
7) 高木晴夫，竹内伸一：実践日本型ケースメソッド教育．pp40-41，ダイヤモンド社，2006．
8) 高木晴夫，竹内伸一：ケースメソッド教授法入門—理論・技法・演習・ココロ．pp228-235，慶應義塾大学出版会，2010．
9) 佐野亨子：ケースメソッド授業における教師・学生間の相互作用に関する一考察—ビジネス・スクールにおける討論授業での教師の発話に焦点を当てて．京都大学高等教育研究，第11号，pp1-11，2005．
10) 堀公俊：ワークショップ入門．p97，日本経済新聞出版社，2008．
11) 上原久，野中猛：ケアマネジメントにおけるケアカンファレンスの効果．日本福祉大学社会福祉論集，第116号，pp53-62，2007．
12) 堀公俊：ファシリテーション入門．pp30-36，日本経済新聞出版社，2004．
13) フラン・リース：ファシリテーター型リーダーの時代．p2，プレジデント社，2002．
14) 堀公俊：問題解決ファシリテーター．pp16-18，東洋経済新聞社，2003．
15) 堀公俊，加藤彰：ファシリテーション・グラフィック—議論を「見える化」する技法．pp12-16，日本経済新聞出版社，2009．
16) バーバラ・ミント：新版 考える技術・書く技術—問題解決力を伸ばすピラミッド原則．pp15-17，ダイヤモンド社，2010．

17) 前掲13），p103．
18) スティーブP.ロビンス（著），高木晴夫（訳）：新版 組織行動のマネジメント―入門から実践へ．p317，ダイヤモンド社，2009．
19) 前掲18），pp316-342．
20) 前掲18），pp324-326．
21) 前掲14），pp112-145．
22) 野中猛，高室成幸，上原久：ケア会議の技術．pp12-13，中央法規出版，2007．
23) 畑村洋太郎：失敗学のすすめ．p14，講談社，2005．
24) 高木晴夫：企業組織と文化の変革 第1章 人間軸と技術軸．pp3-6，慶應義塾大学ビジネス・スクール，2008．
25) 古川久敬：チームマネジメント．pp83-101，日本経済新聞出版社，2009．
26) 堀公俊，加藤彰，加留部貴行：チームビルディング―人と人を「つなぐ」技法．pp190-197，日本経済新聞出版社，2007．
27) 野中郁次郎，紺野登：知的経営のすすめ―ナレッジマネジメントとその時代．p7，筑摩書房，2009．

第3章

病院（施設）・チームの機能に応じたチームマネジメント

- ☐ 急性期病床，亜急性期・回復期病床，長期療養病床という時間軸で整理し，それぞれの機能に応じたチームマネジメントが必要である．

- ☐ 地域の特性，提供されている医療，職員配置，看護基準，患者の年齢層や状態像は異なるので，サービスにはかなり幅がある．画一的かつ標準的なチームマネジメントは，個々の患者の状態や生活環境を配慮しないばかりか，チームの発展を阻む．

- ☐ 退院支援は病院内外のチームと，集中的かつ重層的にマネジメントするものである．このような場面では，特定の人や部署に働きかける「点」での連携はなく，チームに働きかける「面」での連携が効果的である．

- ☐ 栄養サポートチーム，呼吸ケアチームなど多職種がチームを形成して，組織を横断的に移動する，いわゆる「コンサルテーション型チーム」が活躍している．その一方で，専門チームとジェネラルチームという，新たな対立も発生している．

- ☐ コメディカル職の高度化，専門化は目覚ましいものがあり，従来のように医師が指示しなければ動かないチームは非効率的である．医師の包括的指示を拡大して，各職種の自律性を高めつつ，ルールをもった業務拡大が求められる．さらに，チームをまとめるジェネラルマネジャーが必要になる．チームマネジメントの原点は，お互いの仕事を尊重し，助け合うことである．

1 本書が取り扱うチームマネジメントの対象・タイプ

本章では，図15のように機能別に病院と介護保険施設を分類する．2001（平成13）年の第4次医療法改正により，一般病床と療養病床の区分がなされた．現在は，患者の病態に応じた医療を提供することを目的に，①一般病床，②療養病床，③精神病床，④結核病床，⑤感染症病床に整理されている．また，介護保険法による介護保険施設は，①介護老人福祉施設（老人福祉法では特別養護老人ホームと呼称），②介護老人保健施設，③介護療養型医療施設（介護療養病床）の3つである．それぞれに，施設数と入所者数を示した．

2007（平成19）年の第5次医療法改正では，患者の病態に応じた医療を切れ目なく提供する観点から，医療機関の機能分化と連携が強調された．つまり，（超）急性期医療から亜急性期（回復期），慢性期を経て在宅ケアにたどりつくよう，切れ目のない医療の流れをつくり，必要かつ十分な医療を受けつつトータルな治療期間（在院日数）が短くなる仕組みを地域でつくり上げることが提言された．医療機能と在院日数をマトリックスで示したもの

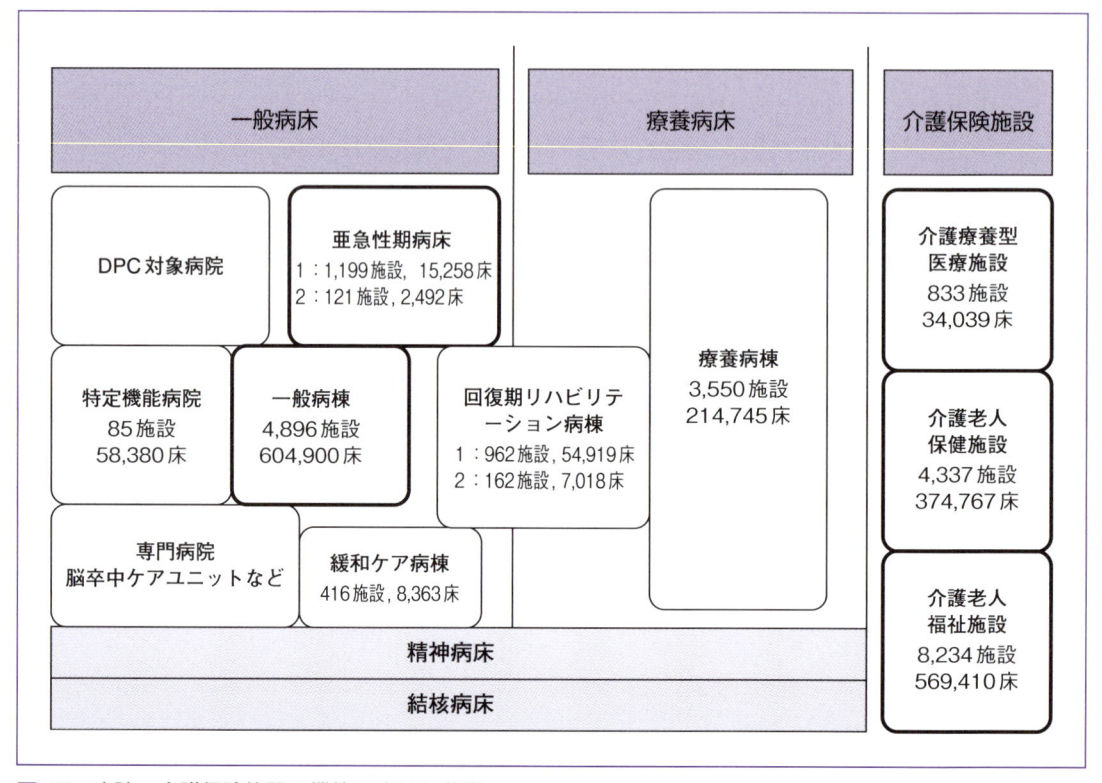

図15 病院・介護保険施設の機能に応じた分類
（中央社会保険医療協議会資料の主な施設基準の届け状況等，および厚生労働省の介護サービス施設・事業所調査の概況より）

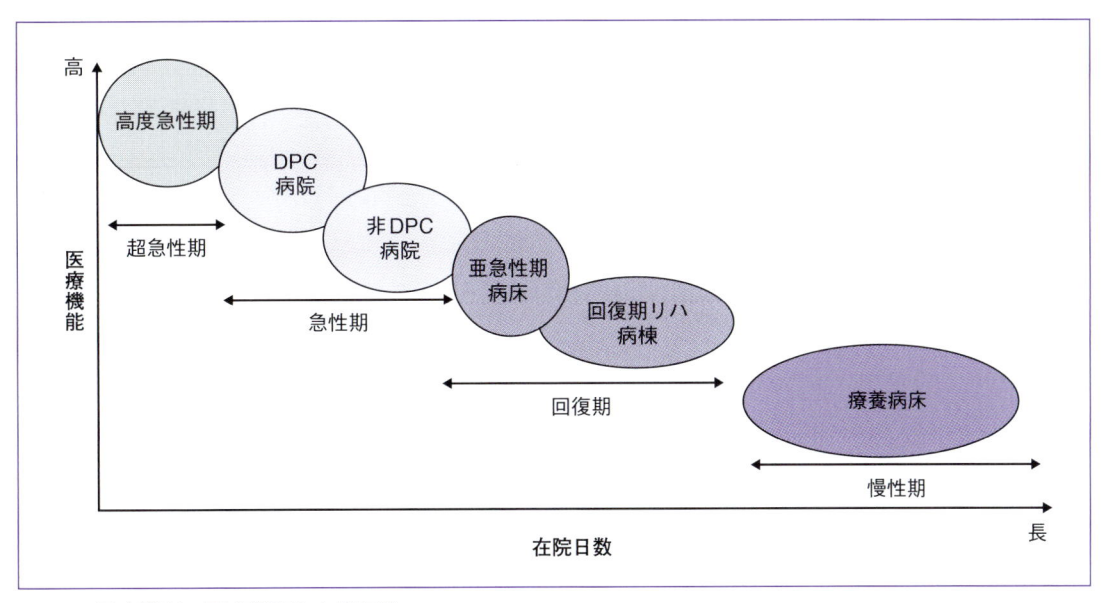

図 16　医療機関の医療機能と在院日数

を図 16 に示す．

　患者の病態が，このようなベルトコンベア式システムに馴染むのか疑問は残るが，それぞれが得意とする医療機能に特化し，連携しながら地域でまとまりのある医療を提供する「地域完結型医療」の足がかりになることを期待したい．

　本章では，①亜急性期および回復期におけるチームマネジメント（在宅復帰支援担当者を中心にした多職種チーム），②急性期病床におけるチームマネジメント，③長期療養施設におけるチームマネジメント（終末期ケア），④退院支援におけるチームマネジメント（集中的かつ重層的なケアマネジメント），⑤コンサルテーション型チーム（NST，緩和ケア，呼吸ケアチーム）について概要を述べ，チームマネジメントの具体を示す．また，最後に，災害時における医療・福祉チームマネジメントについて，過去の例を示しながらそのポイントを述べる．

2 亜急性期・回復期におけるチームマネジメント
在宅復帰支援担当者を中心にした多職種チーム

1 亜急性期病床とは

　亜急性期の定義は明確なものはないが，厚生労働省の通知では「急性期治療を経過した者，在宅や介護施設からの患者であって，症状の急性増悪した患者」とされている．この定義は曖昧で解釈が難しいが，筆者は，「亜急性期か否かは医師の医学的判断によるもの」としている．

　亜急性期病床とは，亜急性期にある患者に対して一定期間治療を提供し，状態を改善させるための病床で，2004（平成16）年4月の診療報酬改定で導入された特定入院料，「亜急性期入院医療管理料」（以下，「入院管理料1」）を届け出ている．本入院料は，四病院団体協議会が2001（平成13）年9月に提唱した「地域一般病棟」が下敷きになっている．「地域一般病棟」とは，リハビリテーション機能，ケアマネジメント機能を備え，急性期病棟からの患者を受け入れ（post acute），在宅医療の後方支援を行い，地域における軽症急性期や亜急性期医療を行う（sub acute）病棟である．つまり，post acuteとsub acuteの両方の機能を含んでいる貴重な病棟である．

　2008（平成20）年4月の診療報酬改定で，「亜急性期入院医療管理料2」（以下，「入院管理料2」）が新設された．2011（平成23）年7月現在で，「入院管理料1」の届出をしている医療機関数は1,199施設，病床数は15,258床である．「入院管理料2」の届出数は121施設，2,492床と少ない．

　亜急性期病床対象の患者像としては，高齢者の脳血管疾患や心疾患の回復期，大腿骨頸部骨折など高齢者の骨折，慢性閉塞性肺疾患や関節リウマチなどの慢性疾患の急性増悪，医学的管理が困難な慢性疾患（糖尿病や腎不全など），糖尿病の教育入院，中軽度の肺炎などの感染症などが考えられる．

2 調査データからみた亜急性期病床の実態

　2009（平成21）年の中央社会保険医療協議会診療報酬改定結果検証部会の調査によれば，亜急性期病床の実態は以下の通りである．
　①平均在院日数：「入院管理料1」は34.5日，「入院管理料2」は27.5日．
　②対象患者：骨折，関節症，脳梗塞．
　③在宅復帰率：「入院管理料1」は74.2％，「入院管理料2」は76.1％．

実態調査からみる亜急性期病床は「骨折，または脳血管疾患を罹患した70歳の患者が，ある病院の一般病床に30日間入院して診断や治療を受けた後，同じ病院の亜急性期病床に転床して30日間リハビリに励み，移動能力が改善した後に，自宅に復帰する」という経過が典型的で，これは回復期リハビリテーション病棟（以下，「回復期リハ病棟」）と類似した病床になっている（post acuteのみの機能）．「亜急性期」という，曖昧でわかりにくい名称も手伝ってか，いまひとつ回復期リハ病棟と比較すると医療従事者や患者・家族の認識度は低い．

　しかし，本来の機能は，前述したように「地域一般病棟」の具現化であり，post acuteとsub acuteの両方に機能が求められている．本来の機能を発揮するには，在宅復帰支援担当者を中心とした在宅復帰へのケアマネジメント機能を高めることが重要である．

3　回復期リハビリテーション病棟とは

　回復期リハ病棟とは，2000（平成12）年4月の診療報酬改定で新設された「回復期リハビリテーション病棟入院料」を算定する病棟である．主な目的は，急性疾患を安定させ，慢性疾患や合併症をコントロールしつつも，心身機能・身体構造を改善させ，日常生活動作（ADL）の向上，在宅復帰を目指した集中的リハビリテーションを提供するものである．2011（平成23）年7月の時点で，全国に1,124病院，61,937床が整備されている．

　2008（平成20）年4月の診療報酬改定で，アウトカム評価に応じた報酬（回復期リハビリテーション病棟入院料1）が新設され，①在宅復帰率60％以上，②新規入院患者のうち15％以上が重度患者であることが条件とされた．

4　調査データからみた回復期リハビリテーション病棟の実態

　従来の病院とは異なり，病棟に専従の理学療法士や作業療法士が配置されている．回復期リハビリテーション病棟連絡協議会の2008年の実態調査によれば，1病棟当たりの理学療法士（PT），作業療法士（OT）の数はそれぞれ4.54人，3.36人配置されており，この数は年々増加傾向にある．提供されているリハビリの平均単位数は，理学療法2.17単位（1単位は20分），作業療法1.67単位，言語療法0.62単位で，合計4.45単位となっている．2006（平成18）年からは1日当たりのリハビリ算定上限が9単位に引き上げられたことから，徐々に増加している．

　回復期リハ病棟は多職種チームマネジメントが基本であり，医師，看護師，PT，OT，言語聴覚士，医療ソーシャルワーカー（MSW），薬剤師，管理栄養士，介護職員（看護補助者），事務職員（クラーク）などで構成される．回復期リハ病棟の入院患者の特徴として，障害が重度でかつ重複している，限定された入院期間で成果を出さなくてはならないなどがあり，さらに，在宅復帰率60％以上をクリアするなど条件があるため，MSWを病棟に

表12　亜急性期病床・回復期リハ病棟におけるチームマネジメント

	入室1週間以内	入室後2週間	入室後3週間 （退院前1週間）	退院時
アセスメント	入院時アセスメント・医学モデル	中間アセスメント・生活モデル	退院前アセスメント・生活モデル	退院後アセスメント・生活モデル
支援の内容	患者評価，治療・リハビリの方針，入院期間や退院先の検討	患者評価，治療・リハビリの評価，退院までのスケジュール検討	家屋評価，退院後の目標設定とケアプランの原案作成，役割分担	ケアプランと役割分担の決定
チーム構成 ○はコーディネーター	○医師，看護師，在宅復帰支援担当者，MSW，PT，OT	○在宅復帰支援担当者，医師，看護師，MSW，PT，OT，薬剤師，栄養士	○在宅復帰支援担当者，医師，看護師，薬剤師，MSW，PT，OT，栄養士，ケアマネジャー，訪問看護師	○在宅復帰支援担当者，医師，看護師，薬剤師，MSW，PT，OT，栄養士，ケアマネジャー，訪問看護師
チームモデル	連絡モデル	連携・協働モデル	連携・協働モデル	ネットワークモデル

専従配置している病院が増えている．

2008年の平均在院日数は，脳血管系疾患で89.3日，運動器系疾患で56.7日，廃用症候群で54.6日となっている．これは2006年の診療報酬改定で，運動器系疾患の算定期間が90日以内と定められたため，徐々に短縮している．同様に在宅復帰率も微増しており，運動器系疾患で78.6％，脳血管系疾患で69.1％である．

5　在宅復帰支援担当者を中心にしたチームマネジメント

　亜急性期病床の強みは，何といっても専任の在宅復帰支援担当者を配置し，多職種によるチームが形成され，在宅復帰という目標に向かって，ケアマネジメント機能が発揮されることである．在宅支援担当者の職種は限定されていないが，看護師またはMSWが担っている．一方，回復期リハ病棟はこのような職種の配置は義務づけられていないが，前述したように病棟専従MSWを多く配置しており，実質的な在宅復帰支援担当者としての役割を担っている．

　表12のように，患者の急性症状はおおむね1週間程度で落ち着いて回復に向かう．平均在院日数30日から逆算すると，入院直後から退院支援の準備を始める．入院後1週間はコアメンバーを中心とした少人数であるが，病状の回復とともに，チームメンバーを増やして連携モデルとし，考え方は生活モデルへ徐々にシフトする．退院時には院外のメンバーが合流した多職種・他機関によるネットワークモデルに変化していく．すなわち，亜急性期病床または回復期リハ病棟での退院支援は，チームの人数は異なるが，入院時から退院時まで連携・協働モデルであり，医学モデルから生活モデルへ徐々に引き上げていくものである（図17）．

　医学モデルから生活モデルへ緩やかにモデルチェンジし，チームの形態は，連絡モデル→連携・協働モデル→ネットワークモデルへと変化する．コーディネーターは，最初は医

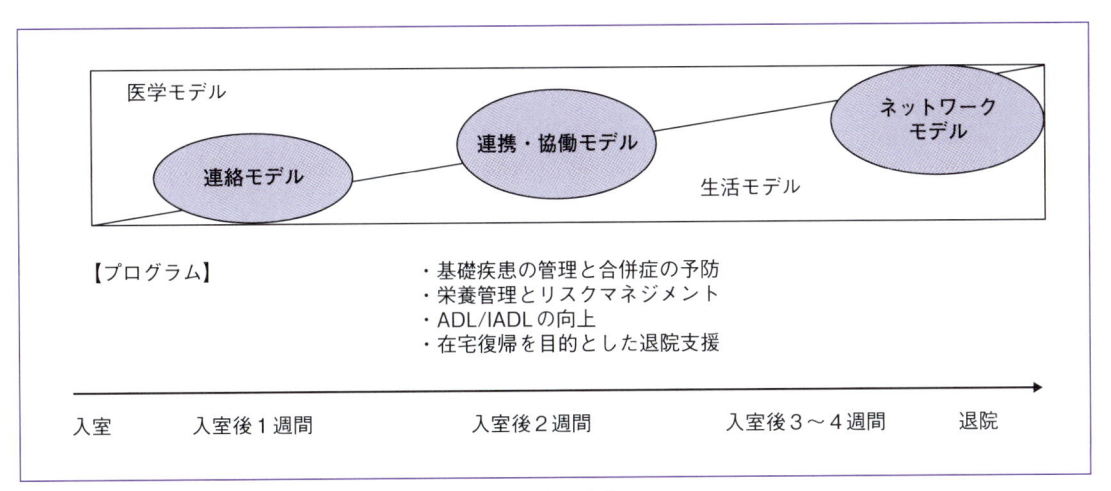

```
                                    ネットワーク
            連携・協働モデル           モデル
  連絡モデル
医学モデル                        生活モデル

【プログラム】     ・基礎疾患の管理と合併症の予防
              ・栄養管理とリスクマネジメント
              ・ADL/IADL の向上
              ・在宅復帰を目的とした退院支援

入室    入室後1週間      入室後2週間      入室後3〜4週間    退院
```

図17　亜急性期病床・回復期リハ病棟におけるチームの変化

師であるが，生活モデルや連携・調整モデルになると在宅復帰支援担当者となる．

　さらに，NST，リスクマネジメント，リハビリテーションなど複数のマネジメントプログラムを統合しながら，在宅復帰を進めていく．各々のプログラムには，リーダーが存在しているが，これらのプログラムと連携しつつ在宅復帰を進めるコーディネーターは，在宅復帰支援担当者であり，プログラムマネジャーの役割をも担っている．

3 急性期病床におけるチームマネジメント

1 急性期病床はチームマネジメントが機能しにくい

　2009(平成21)年の一般病床の平均在院日数は18.5日，DPC対象病院は14.5日となっており，短縮化が進んでいる．本書における急性期医療とは，7対1または10対1入院基本料を算定している一般病床である．短期間で集中的に医療を提供する急性期医療は，入院初期は医師を中心とした連絡モデルであるが，患者の回復に伴って連携・協働モデルへと転換し，退院前にはネットワークモデルとなる．

　急性期は治療が優先され，医師が看護師や薬剤師などの協力を得ながら治療を進めるので，当然医師に情報や権限が集中する．短い在院日数で治療し，成果を上げるには，階層型(ヒエラルキー)チームとし，医師の指示のもとで専門職が働くというトップダウンが適しているという声がある．これは第1章p15にも紹介した「マルチディシプリナリー・モデル」である．このモデルは，緊急な課題を達成するために，しばしば1人の人物の指示により，チームの中で与えられた役割を果たすことに重点を置く．自分の役割に限定して，それぞれが独立して仕事を行うため，職種間の連携や協働の機能は弱い．

　このモデルは，一昔前の年功序列型システムで，多くの企業で見られたタイプであるが，仕事の高度化や分業化，さらには多様な雇用形態が普及した現在はあまり見かけなくなった．医療機関は昔ながらのチームが温存されている，めずらしい組織である．

2 短期決戦チームは最初のコンセンサスづくりが重要

　急性期医療におけるチームマネジメントは，短い時間でのメンバー間の連絡・連携が要となる．このような場合は，「ホウレンソウ」を通してコミュニケーションをとり，速やかに患者ケアに反映させることが重要になる．ホウレンソウとは，「報告・連絡・相談」の頭文字をとったものである．階層構造でトップダウンの組織であってもファシリテーション機能は存在する．ホウレンソウは立派なファシリテーションである．「病気の回復」という目標が明確で，限られた時間の中で集中的かつ効果的なマネジメントを要する急性期病床には，ホウレンソウは経過が可視化できることから，コンセンサスづくりに効果的である．言い換えれば，チームとは共通の目標をもった集団であり，急性期医療のように，目標が明確であればあるほどチームの凝集性は高まる．

　急性期医療の現場は回転が速く，ルーチンワークをこなすことに追われて，メンバー同

士がじっくり話す時間は少ない．ただし，入院から退院までさまざまな帳票類が義務づけられているため，これらを活用しながらチームマネジメントを高める工夫をすると効果的である．

たとえば，「入院時診療計画書」の作成が，多忙ゆえに分業化してはいないだろうか？ 短期決戦チームは最初のコンセサンスづくりが重要で，ここを丁寧に行うことで，後の成果は違ってくる．最初にしっかりと治療方針・方法・期間を共有化すること，つまり目標を共有化する作業をすることがポイントである．

また，クリティカルパスの運用状況を定期的に多職種が協働でチェックすること，栄養管理計画書やリハビリテーション総合実施計画書などの帳票類については，目標と達成状況のモニタリングを共有化するなど，興味関心が薄れないような工夫が求められる．

3 チームはルーチンワークで成り立つ

急性期医療の現場は，ルーチンワークと専門性の高い業務が混在している．バイタルサイン測定，点滴管理，アセスメント～看護計画作成・モニタリング，記録・報告など日々必ず行わなければならない業務（ルーチンワーク）に，専門性の高い業務が交わっていく．これらの業務には，主治医，プライマリーおよびチームナーシングのユニット（病棟単位）の病棟チームに，コンサルテーションチーム（NSTや呼吸ケアチームなど）が交わるなど複雑である．

医療・福祉の組織は，ルーチンワークで成立している．組織は巨大なルーチンワークの塊であるといっても過言ではない．各々が自分の役割を果たしながら連結することで，組織やチームは機能して，1人では成し遂げられない成果をあげる．

ルーチンワークは組織やチームを成立させる基本要素であり，毎日繰り返し行うものであるからこそ，PDCAサイクルを回して質の改善に取り組みたい．「良い習慣は才能を超える」「継続は力なり」というように，日々コツコツとルーチンワークを磨き上げる習慣をもっている個人・組織は強い．大リーグ，シアトルマリナーズのイチロー外野手は，「びっくりするような好プレーが勝ちに結びつくことは少ないです．確実にこなさないといけないプレーを確実にこなせるチームは強いと思います」というメッセージを発している[1]．不断の努力と強靭な精神力で数々の偉業を成し遂げている人の言葉だけに説得力があり，私たちの心にも響いてくる．

ルーチンワークがどこかで途絶えるとどうなるのか．たとえば，地震により自動車の部品会社が被災して製造がストップすると，日本だけでなく海外の自動車工場も影響を受ける．東日本大震災でも多くの企業のルーチンワークが寸断され，連鎖的に影響が拡大して生産活動が低下した．

ルーチンワークは毎日毎回行うため，時に手を抜きたい気持ちになる．やっかいなことに，ルーチンワークの大切さは失ってみてわかるものである．スイッチを入れれば電気がつくという当たり前のことが，停電によって，電力にかかわる人々が巨大なチームとなっ

て電気を供給していたのだと，改めて気づくものである．普段は意識の外にいる他者たちが黙々とルーチンで処理してくれていたから，私たちは自分の仕事に集中することができ，組織の生産性を高めることができるのである[2]．

　ルーチンワークにマニュアルはつきものであるが，順守しすぎると近視眼的になり，思考が止まってしまう．その結果，柔軟な対応ができにくくなるばかりでなく，「木を見て森を見ず」というように，全体像をとらえることができなくなる．マニュアルは作業を効率的に実行できるというメリットはあるが，想定外の事態には無力である．

　また，企業が取り入れているサプライチェーン（Supply Chain）型組織は，リスクを伴うことを肝に銘じておくとよい．サプライチェーンとは，直訳すれば「供給連鎖」という意味である．原材料の調達から生産，販売，物流を経て消費者に提供する，ビジネス活動の一連の流れである．災害などで原材料の調達が滞れば，そこで流れが中断されるが，他の地域から調達するなど，う回路をつくれば流れは再開する．完全に分業化され，高度な流通システムによって製品はつくられているが，アクシデントに対しては脆弱である．

　急性期医療の場合は，う回路をつくる時間がないため，完全に分業化すると危うい．誰かのルーチンワークが止まったら，同一職種または他の専門職がそれをカバーすることで，流れを円滑にするしかない．明確すぎる役割分担は一見効率的ではあるが，危うさを伴っていることを認識せざるを得ない．次項でも強調しているように，専門職の自律性を高めつつ，役割を拡大することで生じる「緩やかな役割の重複」は，バックアップの意味も備えている．

　患者中心の医療を安全にかつ効率的に提供するには，どのような管理・運営（マネジメント）が求められるのか，後述するように特定看護師（仮称）など専門性が高い看護師がリーダーシップをとるべきなのか，議論は始まったばかりである．注意しなければならないのは，医師，特定看護師（仮称），専門・認定看護師，一般看護師，准看護師，看護補助者というヒエラルキーチームをつくらないことである．むしろ，メンバー全員の知識とスキルを底上げしたり，役割拡大するほうがよい．特別な人でなければ対応できないチームは，非効率的であり，患者に不利益を与える可能性がある．いずれにしても，これまでの病棟（組織）マネジメントを見直すとともに，コンサルテーションチームと，一般看護師などのジェネラリストの役割拡大と分担を再検討する時期がきている．

4　包括的指示を拡大し，専門職の自律性を高める

　近年，急性期医療業務が増大し，かつ複雑化している．そのため医師など医療従事者の業務が過重となるなど医療現場は疲弊している．一方で，専門薬剤師や専門看護師など高度な能力を備えた医療従事者が増えてきている．このような背景から，コメディカルの役割拡大と自律性を求める声があがり，2009（平成21）年8月に厚生労働省内で「チーム医療の推進に関する検討会」が立ち上がり，2010（平成22）年3月に報告書がまとめられた．その結果，現行法下でのコメディカルの役割拡大を提言した厚生労働省医政局通知が2010

年4月に出された[※10]．看護師については，保健師助産師看護師法（以下，「保助看法」とする）に則り，医師の指示のもとで一定の医療行為を実施できる「特定看護師（仮称）」の創設が提案された．特定看護師[※11]とは，「特定の教育を受けた者が，医学的判断を持ち，これまで診療の補助に含まれないと考えられる医行為を医師の指示を受けて行える」としている．アメリカやイギリスのナースプラクティショナー（nurse practitioner：NP）が，医師の指示を必要とせず，自律した判断を発揮できるのに対し，特定看護師は医師の包括的指示のもとで医行為を行う者である．ただし，制度化に向けては，医師会，薬剤師会など関係各機関との丁寧な議論が必要になる．

すでに各種実態調査では，多くの医療行為を看護師がすでに行っている実態が浮かび上がった．多忙でタイムリーに対応することが求められる急性期医療の現場では，包括的指示を積極的に活用し，看護師が「診療の補助」の範囲で医療行為を行っているのは現実的なことである．一部の看護師が行うよりは，現行法のもとで医師の包括的指示を拡大し，「診療の補助」業務の範囲で一般看護師が実施するほうがチームマネジメントは円滑になるであろう[※12]．

急性期医療では，チームによる自律的な判断をすべきである．問題なのは，医師をトップとしたヒエラルキー的な意思決定であり，硬直的なチームケアである．これは一部の職種に権限を委譲するのでは解決しないものである．誤解のないように申し添えておくが，医師がわがまま勝手であると叱責しているのではない．現行法が時代に合わなくなってきており，そのことで医師やコメディカルの努力が報われない結果となっていることを問題視しているのである．繰り返しになるが，急性期医療は短い時間に多くのコメディカルが集中して患者ケアに当たるため，特別な人の判断がなければチームが動かないのでは，効率的な医療は提供できないだけでなく，もったいない人材活用である．コメディカルの役割を拡大するだけでなく，チームとしての合意をどのようにするのか，チームマネジメントのあり方について，もっと議論してほしいところである．

※10：現行の法律下でコメディカルが実施できる医療行為の抜粋（医師・看護師除く）
①薬剤師：薬剤の種類，投与量，投与方法，投与期間などに関しての処方提案．薬剤選択の変更や検査のオーダーを医師と協働で実施．薬物療法を受けている患者の副作用状況の把握や服薬指導．薬物の血中濃度や副作用のモニタリングに基づく薬剤変更の提案など．②リハビリテーション関係：PT/OT/STによる喀痰などの吸引，作業療法の範囲の明確化．③管理栄養士：医師の包括的指示のもと，一般食の内容や形態の決定や変更．特別食の内容や形態の提案．栄養指導の適切な実施時期を判断し実施．経腸栄養剤の種類の選択や変更の提案．④臨床工学士：喀痰などの吸引，動脈留置カテーテルからの採血など．

※11：特定看護師（仮称）が実施することが想定される医行為として，①検査：患者の重症度の評価や治療の効果判定のための身体所見の把握や検査，動脈血採血，エコー，胸部単純X線やCT/MRIなどの実施時期の判断，IVR時の造影剤の投与．②処置：人工呼吸器装着中の患者のウィーニング，気管内挿管と抜管，創部ドレーンの抜去，縫合など創傷処置，褥瘡の壊死組織のデブリードマン．③患者の状態に応じた薬剤の選択・使用：疼痛，発熱，脱水，便通異常，不眠などへの対症療法，副作用出現時や症状改善時の薬剤変更・中止．

※12：「包括的指示」の成立要件とは，①対応可能な患者の範囲が明確にされていること．②対応可能な病態の変化の範囲が明確にされていること．③指示を受ける看護師が理解し得る指示内容（判断の基準，処置・検査・薬剤の使用の内容など）が示されていること．④対応可能な病態の変化の範囲を逸脱した場合に，早急に医師に連絡を取り，その指示が受けられる体制が整えられていること．

4 長期療養施設における チームマネジメント
終末期ケアに焦点を当てて

1 長期療養施設のチームマネジメントの現状

　長期療養施設とは，特別養護老人ホーム，介護老人保健施設，介護療養型医療施設，医療型療養病床を総称しているが，本書では，特別養護老人ホームと介護療養型医療施設のチームマネジメントを述べる．両者は以下のような共通点がある(表13)．
　①入所期間が長期化している．
　②90歳以上の超高齢者の入所が3割を超える．
　③重度な要介護者が多い．
　④重度な認知症のため，自分で意思決定できない人が多い．
　⑤死亡退所が多い．

　2009(平成21)年に日本慢性期医療協会が実施した「チーム医療に関するアンケート調査」では，チームでリーダーを担っている職種は，医師，看護職員が圧倒的に多い(約92%，約80%)が，管理栄養士，理学療法士，作業療法士，薬剤師の比率も20~30%と決して少なくなく，まさに多職種で医療・ケアを行っていることが読み取れる．また，医師の配置は入所者100人あたり4.5人，理学療法士4.3人，作業療法士3.0人と少なく，看護・介護職員が多く占める．

　療養病床は病床運営上，NCM(栄養ケア・マネジメント)チーム，褥瘡対策チーム，排泄チーム，医療安全チーム，終末期ケア会議など，複数のプログラム(チーム)や会議が義

表13　長期療養施設の概要

		特別養護老人ホーム	介護療養型医療施設	介護老人保健施設
利用者数(人)		530,280	59,100	370,366
病床利用率(%)		96.9	90.7	89.9
平均在所日数(日)		1,284	491	299
平均要介護度		3.91	4.36	3.23
90歳以上の割合(%)		39.0	35.7	35.3
退所先(%)	自宅	1.0	7.7	33.1
	医療機関	26.8	28.9	36.6
	他施設	4.0	10.9	17.2
	死亡	67.5	47.2	12.0

(厚生労働省「平成28年介護サービス施設・事業所調査結果の概況」より)

務づけられており，それぞれにプログラム（チーム）リーダーが存在している．

2 高齢者の終末期の3つのパターン

　ここでは多職種による終末期ケアに焦点を当てて，チームマネジメントのあり方を述べるが，その前に高齢者の終末期の特徴について整理する．

　日本老年医学会の終末期ケアに関する立場表明(2001年)における終末期ケアの定義は，「症状が不可逆的かつ進行性で，その時代に可能な最善の治療により症状の好転や進行の阻止が期待できなくなり，近い将来の死が不可避となった状態」とし，余命の予測が困難であり，具体的な期間の設定をしていない．

　Lynnらは高齢者の死に至る経過には3つのパターンがあると指摘している(図18)．パターンA(図18①)は，がんなどの場合で，一般的に死亡の数週間前までは機能が保たれ，ある時点から急速に悪化し死に至る．パターンB(図18②)は，心臓・肺・肝臓など臓器不全で，慢性疾患をもち増悪と緩解を繰り返し，全体としては2〜5年で下降線をたどり，経過の後半になると治療して改善するかどうかの予測は困難である．パターンC(図18③)は，認知症や老衰の終末期ケアであり，5年以上をかけて徐々に機能が低下し，肺炎などを合併して死亡する．長期療養施設における終末期ケアは，パターンBとCが多い．日本福祉大学終末期ケア研究会が全国訪問看護ステーションを対象にした調査(2004)では，3つのパターンがそれぞれ3割程度みられた[3]．

3 認知症の終末期が最重要課題

　パターンAはがんモデルであり，これまでの研究成果の蓄積があり，支援方法も「緩和ケアモデル」として一定の知見が得られている．しかし，超高齢社会を迎えるに当たって，対象者が増加するのにノウハウが蓄積されていないのは，パターンCである．このタイプは，認知症の終末期に代表されるように，自己決定能力を失った(低下した)人への終末期ケアであり，医療・ケアチームが最も困難だと感じるケースである．

　認知症の終末期のように，徐々に衰退する要介護高齢者に共通する症状は，経口摂取の低下である．しかし，経口摂取が低下する原因は多様で，一律に「衰退」「老衰」と断定するのは危険である．臨床場面では，老衰か一時的な脱水か判断に迷うことが多く，一時的な脱水では治療(点滴)に反応して回復することが多い．両者は同じような症状を呈することから，治療を実施してみなければわからないという不確実性がある．このようなことから，「みなし末期」への注意が喚起されなければならない．

　「みなし末期」とは，本当は末期ではないが，末期と判断してその後の行為を進めることである．具体的には，高齢者の経口摂取低下に対して，それが可逆的か不可逆的かの検討を十分にしないまま，不可逆的なものとしてみなして必要な医療を実施しないといった

① パターンA

高い
機能
低い

がんなど

比較的長い期間機能は保たれ，最後の数週間で急速に
機能が悪化する

死

② パターンB

高い
機能
低い

心臓・肺・肝臓末期

急性増悪を繰り返しながら，徐々に機能が低下し，最後
は比較的急な経過をたどる

死

③ パターンC

高い
機能
低い

認知症・老衰など

機能が低下した状態が長く続き，ゆっくりと徐々に
機能が低下してゆく

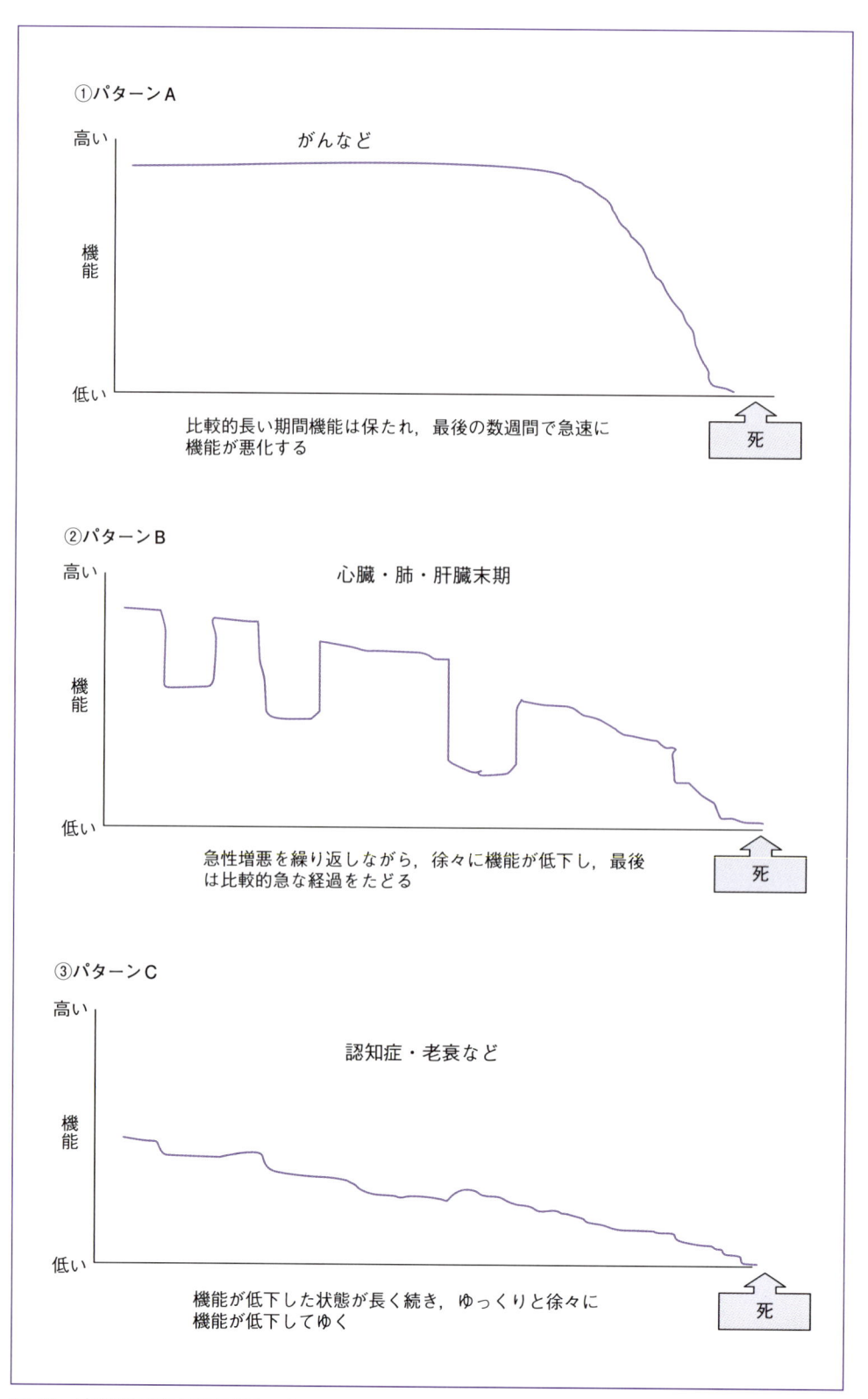

死

図18　高齢者の終末期のパターン
(Lynn J, Anderson DM：Living Well at the End of Life. wp-137, RAND, 2003 をもとに作成)

ケースである．このことは延命の治療の放棄ではなく，治療の可能性をも放棄することになる．

4 看護・介護職を中心とした多職種チーム

　長期療養施設は医療職の配置が手薄く，看護・介護職員の連携が鍵になる．高齢者は複数の基礎疾患をもっていること，合併症による急性増悪をきたしやすいこと，感染症に罹患すると重度化しやすいこと，経口摂取の低下により容易に脱水症になりやすいことから，日々の医学的管理が重要である．以下に高齢者の終末期に特有な症状をあげた．

■身体症状
・疼痛
・食思低下に伴うBMIの低下
・全身の倦怠感
・嘔気・嘔吐
・腹部膨満
・便秘
・咳や痰
・嚥下困難
・尿量の低下

■精神症状
・不安
・不眠など睡眠障害
・うつ傾向
・せん妄
・興奮・不穏

　看護・介護職員は協働でケアに当たるため，両者の役割は線引きが難しく，重複することが多い．看護師の指示のもとで介護職員が仕事をするという階層構造はギクシャクした関係になり，結果として質の高い終末期ケアにはつながらない．しかし，明らかな医療行為（胃ろうの注入や坐薬の挿入など）については，現時点は法的整備がされていないため，看護師が行うべきである．また，医師との連携については，タイムリーに対応することが求められることから看護職が窓口になるほうがよい．経口摂取の低下による医療行為（点滴・胃ろうなど）の是非については，重要な問題であり，後述するように多職種からなる医療・ケアチームで対応する．

　パターンBおよびCは入所期間が長期化するため，ADLや栄養状態が低下しないようにリハビリテーションチーム，NSTとの協働が求められる．さらに，長期化による家族関係の変化にも配慮し，家族としての何らかの役割付与も検討する．意思表示ができない重度な要介護者が多いため，家族は「何もすることがない」と思うようになり，介護や面会に意味を見出せなくなる．家族にとって患者（介護者）はかけがえのない家族の一員であり，家族が患者ケアの役に立っているという実感をもてるには，家族にもチームの一員として役割を担ってもらうよう，カンファレンスなどで検討する．

5 医療・ケアチームでのインフォームド・コンセントの推奨

　認知症の終末期は，自己決定能力を失った人の意思を尊重することが前提である．しかし，これはたやすいことではない．そこで医療・ケアチームが判断する際の拠り所となるガイドラインを，厚生労働省は2007(平成19)年5月に発表した．これは，「終末期医療に関するガイドライン」(以下，「ガイドライン」)というもので，このガイドラインの骨子は以下の通りである．

　①患者本人の意思決定を基本として終末期医療を進めることが最も重要な原則．
　②医療の開始，不開始，変更，中止などは医療・ケアチームが慎重に判断する．
　③治療方針の決定に際し，患者と医療・ケアチームの合意内容を文書化する．
　④患者の意思を推察できない場合は，医療・ケアチームが家族と話し合い，患者にとっての最善な方法を話し合う．

　本ガイドラインは終末期医療の定義をしていないが，終末期の状態は多様であり，患者個々の状態を踏まえて，医療・ケアチームで判断するべきであるとしている．また，終末期医療の全プロセスにおいて，医療・ケアチームによる丁寧なインフォームド・コンセント(「説明と同意」)を推奨している．

　インフォームド・コンセントは，医療法第1条の4に「良質かつ適切な医療を行うこと，および医療を提供するにあたり，適切な説明を行い，医療を受ける者の理解を得るよう努めることを医師等の責務とする」と示されている．医師などが患者に対して，病気の性質，受ける医療内容，方法，効果，危険性，予後，費用，代替治療などについて，十分かつわかりやすく説明をし，そのうえで患者が判断し，当該治療について同意を得るものである．

　本ガイドラインで注目すべき点は，④患者の意思が確認できない場合は，医療・ケアチームが家族と話し合い，患者にとっての最善な方法を話し合うことである．多様な価値観が交錯する終末期ケアでは，多面的かつ慎重な話し合い(カンファレンス)による合意が必要になる．

　一方，インフォームド・コンセントにもとづく患者などの意思決定には曖昧な点もあり，倫理的な課題が残る．②治療の開始，不開始，変更，中止は同列に扱われているが，「中止」は目に見える行為を伴うだけに，心理的負担感が大きい．すでに実施している行為を中止するのは，「手を下す行為」と解釈され，倫理的ジレンマが起こりやすい．

　日本老年医学会は，2010年10～11月に同学会医師を対象に「認知症末期の患者が口から食べられなくなった時の対応」を調査した．その結果，一旦開始した人工栄養を中止した経験のある医師は44％で，その理由(複数回答)は，「下痢や肺炎などの医学的理由」(68％)，「家族が中止を強く望んだ」(43％)であった．その一方で，人工栄養を中止することについて，「中止することは法的に問題がある」(29％)，「倫理的に問題がある」(21％)と考えている[4]．

　このように「中止することは法的・倫理的に問題がある」との回答は，医師だけでなく多

くの医療・福祉従事者も同じ気持ちであろう．チームで判断したというプロセスが記録されていれば違法とは判断されないと指摘する声もあるが，法的なバックアップがない状況では実行に移すことは大きな抵抗を伴う．

また，「不開始」のように何もしないことにより，患者が死亡した場合，今の刑法では保護責任者遺棄致死罪(刑法219条)に当たる恐れがあり，法律は超高齢者の終末期医療の実態に即していないという指摘もある[5]．終末期ケアのような価値観が対立しやすいものを，法律で解決するのは限界があるのではないだろうか．

平均寿命をはるかに超えている要介護高齢者で，身体・認知状態が著しく低下し，意思表示が困難な人に胃ろうをつくることが，その人のQOLを改善するのか，「解」を得るのは容易なことではない．本人・家族の主観的なとらえ方，価値観，死生観を尊重しながら，医療・ケアチームがカンファレンスでじっくり話し合いながら，オーダーメイドの終末期ケアが提供できる体制・教育が重要である．

また，これまでの研究結果から，介護者自身が介護を振り返って評価する場合，死亡前後の状況や死亡場所がどこであったかにかかわらず，どのようなケアを受けてきたのかというプロセスに影響されると指摘されている．プロセスを重視した丁寧なケアマネジメントが求められている[6]．

6 相談・助言機能を強化して意思決定を支える

このように，患者の意思が確認できない時は，家族による推定意思や，家族の助言により，医療・ケアチームが最善の方法を話し合うとされている．しかし，終末期は延命治療の是非，経口摂取ができなくなった時の対応策など，倫理的ジレンマを感じる場面が多く，家族も医療者側も精神的負担が大きい．

終末期ケアをどこで受けようが，無益な延命治療は差し控えるが，必要な治療は行う，いわば緩和ケアを目指すというのは，国民のコンセンサスを得ているが，胃ろうについては価値観が多様化していること，本人の意思の推察が困難なことから，家族や医療・ケアチームともに迷うことが多い(コラム6参照)．

胃ろうには光と影がある．胃ろうイコール「尊厳がない」「QOLを低下させる」というステレオタイプ的な発想ではなく，胃ろうで命をつなぎながら，介護者の力を借りつつ生きていくことが認められる，わが国はそれが可能な国であるという違った見方も必要であろう．

このように重要な意思決定について，家族だけで相談して決めるのではなく，医療・ケアチームが必要に応じて相談・助言(情報提供)を行う体制づくりが求められる．意思決定しても，家族の心の中は迷いがあり，揺れているのが現状である．医療・ケアチームは家族の主観的なとらえ方を尊重しながらこの「揺れ」に付き合い，悩みながら，最終的な意思決定に寄り添っていく．

終末期は多様な価値観や考え方があり，これらは時間の経過とともに変化する．本人と

家族の考えが異なったり，チームメンバーも職種によって考えは違う．良いサービスを提供するためのマネジメントとは，そもそも対立し矛盾するものをバランスよく回す実践力である．

7 質の高い終末期ケアの4つの条件とチームマネジメント

終末期ケアの満足度は死亡場所ではなく，どのようなケアを受けてきたかという，ケアのプロセスに影響されるという指摘がある[3]．これは，日本福祉大学終末期ケア研究会が全国の訪問看護ステーションを対象にした調査(2004)で，在宅での死が病院での死よりも

---

column 6 　胃ろうをめぐる研究調査

2011(平成23)年3月に全日本病院協会が発表した「胃瘻造設高齢者の実態把握及び介護施設・住宅における管理等のあり方の調査研究」[7]では，胃ろう造設患数は約26万人と推計し，うち，在宅患者(訪問看護サービス利用者)は1割である．胃ろう造設者の状態像は，寝たきりが90％以上を占める．胃ろう造設後の経過年数は，病院は1.5〜2.7年，在宅患者は3.1年であり，特に在宅患者は5年以上経過している者が2割も存在している．胃ろう造設の決定者は8割が家族であり，在宅患者では「胃ろうをつくってよかったと思う」家族が7割も存在し，「思わない」家族はわずか2％である．病院・施設入院・入所患者の家族でも「思う」が6割前後を占め，「思わない」は1割未満である．ただし，自分自身は，「胃ろうを造設してほしくない」と考える家族は2割，「何ともいえない」が5割弱である．

鈴木(2011)は，PEGドクターズネットワークを通して，胃ろう患者の生命予後に関する全国調査を行った[8]．1,000人の胃ろう患者の平均年齢は81歳，1年以内に死亡した患者は3割で，3年以上生存している患者も3割存在していると報告している．欧米では，嚥下障害で胃ろうにした患者の1年以内の死亡率は約7割と高く，わが国と比較すると生存期間は短い．ただし，患者の体格や介護サービスの提供状況が異なることから，単純に比較はできない

と指摘している．

日本老年医学会(2011)は，心身機能の改善が期待できない認知症末期の患者が経口摂取できなくなった時の医師の対応と課題についてアンケート調査を行った[4]．日本老年医学会の会員医師1,554名から回答を得た．その結果，医師の約9割が人工的な栄養補給の導入に困難を感じていた．その理由(複数回答)は，「本人の意思が不明」(73％)，「肺炎や窒息など経口摂取継続に伴う危険」(61％)，「家族の意思が不統一」(56％)などをあげている．また，一旦導入した人工栄養を途中で中止した経験がある医師は44％で，その理由は「下痢や肺炎などの医学的理由」(68％)，「家族が中止を強く望んだ」(43％)，「医師として継続は患者の苦痛を長引かせると判断」(23％)であった．

胃ろうは，小腸の免疫細胞に働きかけて全身の免疫力をアップして生存期間が延長したり，肺炎のリスクが低くなるなどの効果があり，全日病の調査研究でも，「栄養状態の改善」「誤嚥性肺炎が防げる」「確実な与薬」が評価されていた．一方で，「本人の意思が確認できていないため，QOLの観点から考えると疑問」という声もある．ただし，胃ろうをつくってよかったと思っている家族が数多く存在していることを考えると，高齢者の意思を推察しつつも，家族の主観的な気持ちに寄り添いながら意思決定することが大切であろう．

常に満足度が高いとはいえず，在宅死にも「質の低い死」があることが示されたことによる．さらに緩和ケア版 MDS-PC を用いた調査で，在宅と緩和ケア病棟それぞれの患者を調べたところ，「労作時の息切れ」「痛みのコントロール」など多くの指標で在宅ケアを受けている患者で苦痛を示す割合が多かった[9]．このようなことから，看取る場所だけに着目するのではなく，どのようなチームでどう看取ったかというプロセスが重要になる．

川上(2008)は，「望ましい死とは，自らの人生や生活が充分大切にされていること．大切な人々に囲まれ，心ゆくまで別れを惜しみ，苦痛がなく穏やかに旅立っていくこと．そして死にゆく過程が穏やかに進行するように，ケア提供者によって意図的に整えられること」とし，ケアチームによる「意図的な死のソフトランディング」を強調している[10]．

さらに，日本福祉大学終末期ケア研究会(2010)では，質の高い終末ケアのプロセスを評価する指標として，4つの条件を提示している[11]．この条件は，十分条件というより必要な条件であり，多職種チーム共通の目標でもある．以下，4条件について説明する．

①本人・家族の意思表示

長期療養施設の入所者は，認知症のため意思表示ができない人が多い．そのため，家族が代理で意思決定し，家族の意思＝本人の意思とする場合が多い．また，家族といっても終末期の考え方は一枚岩ではなく，意見が割れることも多い．長い人生の過程で，本人と家族の人間関係が影響し，さらに個々の価値観が錯綜する．カンファレンスで家族の意思を聞き出し，本人の意思を推測して意思決定していることをチームで確認する作業が必要になる．

また，入所時に事前にリビングウィル(生前意志表示)や事前指定書に記載してもらい，定期的に考えを見直す作業をチームと一緒になって行う施設も増えてきた．入所時から看取りを見据えた取り組みをすることに戸惑う家族もいるが，死について，本人・家族・チームが話し合うきっかけづくりとして活用し，何回もカンファレンスで話し合うことで，「できるだけのことはした」「迷ったけれどあの選択でよかった」という思いにつながる．

②ケアを支える介護力やサポート

死が近づくと，意識低下が著明になり，経口摂取も低下することから，寝たきり状態になる．このような状態を家族が目の当たりにすると「何もすることがない」と思い，介護に意味を見出せなくなる．

このような時こそチームマネジメントの出番である．「プラス面」である残存機能を引き出し，それに働きかけることで，反応が返ってくる場合がある．たとえば，聴覚は最後まで機能が残っているため，本人の好きな音楽を聞かせる，あるいは大好きな孫の声を聞かせるなど，心地よい刺激を与え続ける．「プラス面」に働きかけるという発想をチーム全体でもつことが重要である．考え方の枠組みとして第1章，p23で紹介しているICFが参考になる．

③医学医療ケア

この場合の医学医療ケアとは，緩和ケアと同義語である．終末期であっても必要な医療を提供するというのが基本である．何が必要で，何が不必要なのかは，線引きが難しい．

医療・ケアチームは痛みと症状のマネジメントを行い，患者が苦痛から解放され，安ら

かに過ごせることを第一義的に取り組む．これは，2002年にWHOの緩和ケアの定義が，「早期からの苦痛緩和と予防によって患者のQOLを向上させる手段」とし，老衰，重度認知症，慢性疾患などすべての疼痛や苦痛をもつ患者に拡大されるようになったためである．医療・ケアチームはWHOの考え方を尊重してケアに当たってほしい．

また，超高齢者は予備能力が低下し，水分調節の感覚が鈍っている．点滴や経管栄養で水分を入れると痰の増加や浮腫が出現する．入れなければ容易に脱水を引き起こすなど，からだの水分を調節するのが難しくなっている．医療行為を実施したならば，こまめなモニタリングによる微調整が必要になる．

④本人と家族の願いを叶えるケアマネジメント

樋口ら（2004）が，在宅終末期ケアを行った介護者の満足度を調査したところ，満足度に最も影響していたのは，高齢者本人の「希望の実現度」であった[3]．少ない時間の中でも，何が希望なのか，希望は叶えることができるのか，または希望を叶えるにはどうしたらよいのか，医療・ケアチームが取り組むべき最大の課題である．厳しい現実を受け入れているためか，希望はささやかなものが多い．「〇〇が食べたい」「家の風呂に入りたい」「〇〇に会いたい」などである．

入院している高齢者が帰りたいと願う場合は，家族やインフォーマルサービスの支援が重要である．病状は一進一退を繰り返すことから，ケアマネジャーはいつでも受け入れられるよう，在宅終末期ケアチームをつくり上げておく必要がある．入念に準備された在宅終末期ケアチームは，病院チームだけでなく，何よりも患者・家族の安心感につながる．病状の悪化により，家に帰ることができなかったとしても，「精一杯準備してもらえた」「家でも安心して生活できる体制が整った」という気持ちになる．本人・家族の希望の実現度に，医療・ケアチームはどの程度近づけるかが問われている．

5 退院支援における チームマネジメント
集中的かつ重層的なケアマネジメント

1 退院支援とは

　筆者は，退院支援とは「患者・家族の主体的な参加のもと，患者が退院後も自立した自分らしい生活が送れるように，教育指導を提供したり，諸サービスの活用を支援するなど，病院内外においてシステム化された活動・プログラムのことである」と定義している[12]．退院支援は病院チームと在宅チームという，異なる施設のチームの連携とシステムづくりである．院内チームのコーディネーターは退院調整者を中心としたコアチームが担い，在宅チームはケアマネジャーや訪問看護師がコーディネーターを担うことが多い．病院は入院させたならば責任をもって退院させる使命があることから，地域医療連携室など退院支援部門が窓口となり，病院チームと在宅チーム間を調整していく．

　2009(平成21)年の中央社会保険医療協議会診療報酬改定結果検証部会の調査によれば，7対1入院基本料算定医療機関での退院調整部門の設置状況は78％にのぼり，うち専従職員を配置している医療機関は52％である．看護職の配置が手厚いほど，退院支援の体制が整備されている傾向があり，退院調整部門に看護師，MSW，事務職員など複数の職員が配置されている．

　退院支援チームは退院支援部門や地域医療連携室に配属され，依頼者(病棟チーム)によって活動する，いわゆるコンサルテーション型チームである．コンサルテーション型チームについては，p101を参照されたい．また，退院支援チームがコアチームとなり，病棟チームにスムーズにつなげるには，リンクナースの配置が鍵を握る．ここでは，退院支援は3つのチームによる協働活動とし，コアチーム，リンクナースチーム，病棟チームの役割を述べる．

2 退院支援は3つのチームによる協働活動

1 コアチーム

　前述したように，退院調整部門では，医師，看護師，MSW(診療報酬上では社会福祉士となる)がコアチームとなり，それぞれの専門性を発揮して退院支援を行う(図19)．退院基準がない施設が多いため，退院するか否かはコアチームと患者・家族間の話し合いで進めることが多い．

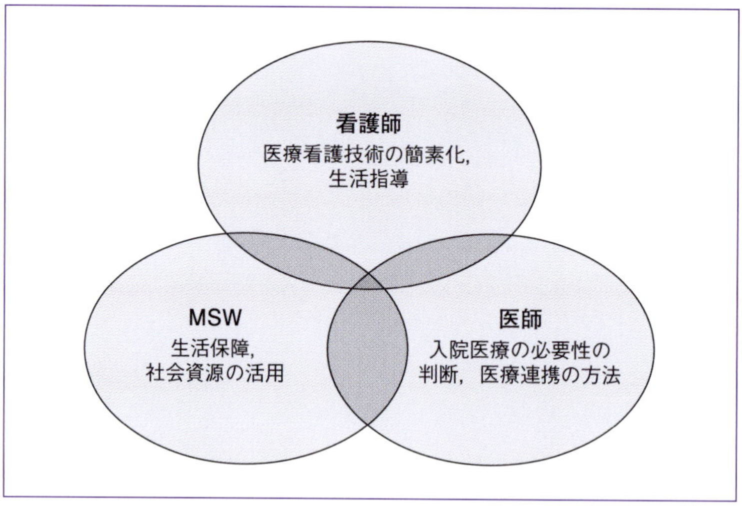

図19 退院調整部門におけるコアチームの役割分担

①医師は医学的判断に基づいて，入院医療の必要性がない（あるいは小さい），つまり退院可能であることを告げ，退院後の医療連携の具体的な方法，生活全般に対する注意事項を指導する．②看護師の主な役割は，医学的知識に裏付けられた生活指導と，医療看護技術を簡素化し，本人・家族が安全かつ簡便にできるケア技術の工夫を行うことである．③MSWの主な役割は，経済的な問題の解決や権利擁護など生活保障，社会資源の活用，後方病院や介護保険施設などの紹介を行うことである．さらに事務職員による後方支援も必要で，診療情報提供書など各種書類の作成，後方病院や介護保険施設との情報交換やカンファレンスの連絡，退院調整にかかわるデータ収集・分析などを行う．

コアチームはリンクナースや病棟チームだけでなく，NSTやリハビリテーションチームとの連携も求められる．

2. リンクナースチーム

リンクナースとは，コアチームと病棟チームをつなぐ役割を担う看護師であり，各病棟に1人以上配置されているのが望ましい．リンクナースは，コンサルテーション型チームには必要不可欠で，退院支援の他にも，感染症チーム，NST，緩和ケアチームにも配置されている．

退院支援におけるリンクナースの役割は，①退院支援が必要な患者を漏れなく，早期に発見して，コアチームにつなげること，②コアチームと病棟チームの間に入って，退院支援に関する業務を調整すること，③病棟チームが提供している退院支援を日々モニタリングすることである．

3. 病棟チーム

病棟チームのメンバーは，看護師長，プライマリナース，薬剤師，管理栄養士，理学療法士，作業療法士，言語聴覚士，介護職員，事務職員など多職種である．誰が主体的に退

院支援を進めるかは，施設によって異なるが，看護師長またはプライマリナースが担うことが多い．

3 退院支援におけるチームマネジメントの進め方

コアチームはリンクナースの力を借りて，病棟チームや在宅チームを巻き込みながら，以下のように4段階で退院支援を進める．

①第一段階：スクリーニング	入院後3日以内	コアチーム＋病棟チーム	
②第二段階：アセスメント	入院後1週間以内	コアチーム＋病棟チーム	
③第三段階：退院支援計画作成	退院前1週間	コアチーム＋病棟チーム	
④第四段階：社会資源と連携	退院まで	コアチーム＋病棟チーム＋在宅チーム	

①リンクナースの力を借りた早期スクリーニングシステム

退院支援対象者を早期に発見し，特定するには，リンクナースの力を借りることが重要である．具体的には，スクリーニング基準による3日以内の把握を目指す．定時入院の場合は，外来でのスクリーニングも可能であり，このような取り組みにより，平均在院日数が短縮化される．緊急入院患者は，一般的に情報量が少ないこと，社会的問題を複数もっている場合が少なくないことから，在宅復帰が難しく，転院となる場合が多い．

②コアチームによるアセスメントと相談・助言

コアチームが病棟チームと共同でアセスメントを行う．CGA(comprehensive geriatric assessment：高齢者総合的機能評価)などを使って包括的なアセスメントを行うとともに，退院支援者(主に医師と看護師)が患者・家族と向き合い，入院医療の必要性がない(小さくなった)ことを伝え，退院にかかわる現実や課題を整理し，専門職としての意見を述べる．その際，相談・助言機能を十分に発揮して，患者・家族との人間関係を築く．そうしないと，「病院から一方的に追い出された」と否定的にとらえられてしまい，その後の退院支援が進まなくなる．

③病棟チームによる意思決定・合意

6～8人の多職種で構成された病棟チームで，患者・家族の意思を尊重しつつ，退院後の療養生活のあり方，方針，社会資源の活用方法などを検討する．ここでは，多職種による活発な議論が行われることで，コアチームの考え方が発展したり，新たな選択肢が出てきたりする．

④社会資源との連携

在宅チームが加わった，つまり病棟チームと在宅チームという2つのチームが合わさったネットワーク型チームをつくり，意見交換を行い，目標や情報を共有するとともに，役割分担を行う．在宅チームのコーディネーターはケアマネジャーが担っていることが多

い．ここでは，地域の社会資源との連携・調整をはかるとともに，退院に向けた準備を本格化する．

このように，退院支援ではさまざまなチームのサイズを使い分け，集中的なマネジメントがポイントになる．退院に向けてチームのサイズが大きくなり，最終的には在宅チームへバトンタッチするという，軟着陸を目指すことである．

退院支援の第一段階では，早期に漏れなく退院支援対象者を発見し，特定するためにスクリーニングシステムを導入する．スクリーニング基準には① ADL・IADL（手段的日常生活動作），②認知機能，③介護者状況，④居住状態，⑤経済状況，⑥利用している社会資源（介護保険の利用含む），⑦退院後予想される医療行為などがある．

定時入院の場合は入院前にスクリーニングし，要支援患者を発見して，早い段階から相談に応じることで，平均在院日数を短縮化する取り組みもされている．

転院支援は退院支援に包括して進められるが，両者は異なる部分がある．転院困難な要因には，①医療依存度が高い，②認知症による行動障害（暴力・介護拒否・徘徊など）がある，③経済的に困窮し，身元保証人がいない，④診療報酬や介護報酬だけで採算がとれない（療養病床における医療区分1に該当する患者など，包括報酬の壁），⑤後方支援病院が不足しているなど地域の病床事情がある．退院支援と比較すると，社会的問題が多いため，MSW が担う場合が多い．また，転院先は地域の病床事情に左右されることから患者・家族の希望通りにならないことが多く，後方病院の空床待ちが発生することから，在院日数が延長しやすい．

また，わが国の施設体系が複雑で機能がわかりにくいことも転院支援を困難にさせている．療養病床，老人保健施設，特別養護老人ホーム，グループホーム，有料老人ホーム，ケア付き住宅など，施設の種類はたくさんあるが，法的根拠，入所基準，医療の提供体制やカバーされる医療範囲，自己負担金などが異なっているため，わかりにくい．

4 入院医療の延長線上としての在宅ケア

印南（2009）の調査によれば，2007（平成19）年3月1日現在，一般病床に入院中の全患者に占める高齢者の割合は71.4％（前期高齢者21.2％，後期高齢者50.3％）である[13]．実に入院患者の半数を後期高齢者が占めている．後期高齢者は入院すると，廃用症候群や認知症を合併しやすく，短い入院期間では，入院前と同じレベルの ADL に戻らないことから，家族は介護力の不足を理由に退院を渋る場合が多い．加えて，次のような根強い病院信仰がある．①在宅ケアや施設ケアよりも質が高い，② 24 時間医師や看護師が配置されているため，安心である，③バリアフリー対応など療養環境が優れている，④もっと入院していれば良くなる，などと思い込んでいる．

退院支援チームは，入院医療の限界を率直に伝え，いたずらに入院を延長しても ADL は改善しにくく，むしろ病院という特殊な環境で生活すると本人が活力を失い，廃用症候群を併発しやすくなること，さらに，生活の場でのリハビリテーションのほうが効果的で

あることなどを伝える．入院医療の「強み」と「弱み」「限界」，さらに在宅ケアの「強み」と「弱み」をチーム全体で共有できるよう働きかける．特に，患者や家族は医師の発言を重視する傾向があり，医師が入院医療は必要ないこと（これは医療が不必要ということではなく，外来や在宅医療で対応可能ということ）をしっかりと伝えることが重要である．病院側が退院を引き延ばすことによって，患者や家族の回復意欲や社会適応力が低下し，結果として病院へ依存する構造をつくり出している．

印南（2009）によれば，社会的入院には5類型あり（コラム7参照），その中の1つである「社会的入院継続（退院遅延）」がほとんどを占めると指摘している[14]．これは，入院医療を継続する必要がなくなった（小さくなった）のに，社会的な（すなわち非医学的な）理由によって入院を継続することである．前述したように，入院加療のために廃用症候群となり，家族が退院を躊躇している間に，退院日が延びてしまい，そのうち肺炎を併発したり，転倒するなどで要介護状態になってしまうといったケースなどである．

筆者の経験からも，後期高齢者の場合は，退院日を延ばしたからといってADLが著明に改善したり，家族が退院に前向きになったというケースはほとんどない．むしろ，本来の生活の場に戻ることで，その人らしさを発揮して，活力を取り戻す人は多い．タイムリーな退院支援は社会的入院を回避するという副産物もある．「入院医療の延長線上としての在宅ケア」と発想を転換し，退院支援チームは在宅チームの知恵と力を借りて（マンパワーを集約させて），在宅復帰を集中的に行うマネジメントが求められている．

このように退院支援は，短期間で複数のチームによる，集中的かつ重層的なケアマネジ

---

column 7　社会的入院

社会的入院の定義はさまざまであり，法令上定義されたものはない．一般的には，「医療の必要性が低くなっているにもかかわらず，家族などの事情でやむをえずに入院を継続する状態，あるいは退院が遅延している状態」としている．さらに6か月以上入院している状態，というように期間を付記されているものもある．また，医療療養病床に入院している「医療区分1」を社会的入院とみなして，低い診療報酬をつけている．印南（2009）によれば，社会的入院とは入院期間ではなく，医療の必要度が低いことが実務的な定義となっていると指摘し，社会的入院を「不適切な退院」，もう少し正確にいえば「社会的妥当性を欠く新規入院，入院継続，転院，退院」と定義している[15]．

そのうえで，社会的入院を5類型に分類している．①社会的入院継続（退院遅延），②社会的新規入院（入院医療の必要性が小さいのに，社会的理由によって新規に入院すること），③不適切な転院（本来退院すべき在宅や介護保険施設，あるいは療養病床ではない先に退院すること），④未完退院（入院医療を継続する必要があるのに，社会的理由によって退院すること），⑤社会的再入院（不適切な転院，未完退院の後，入院医療の必要が生じ，1か月以内に入院すること）．

社会的入院患者数は，研究者によって定義が異なるため，単純な比較はできないが，参考までに斉藤（2003）は25万人[16]，畑農（2004）は21.5万人[17]と推計している．厚生労働省は療養病床における全国調査で，「容態急変の可能性は低く福祉施設や住宅によって対応できる患者数」11万人が社会的入院であるとしている．

メントである．このようなマネジメントをうまく展開させている見本としては，フランスにおける在宅入院（hospitalization a domicile：HAD）がある（コラム8参照）．HADは退院前後に病院チーム，在宅チーム，そしてHADチームが強固なトライアングル連携をし

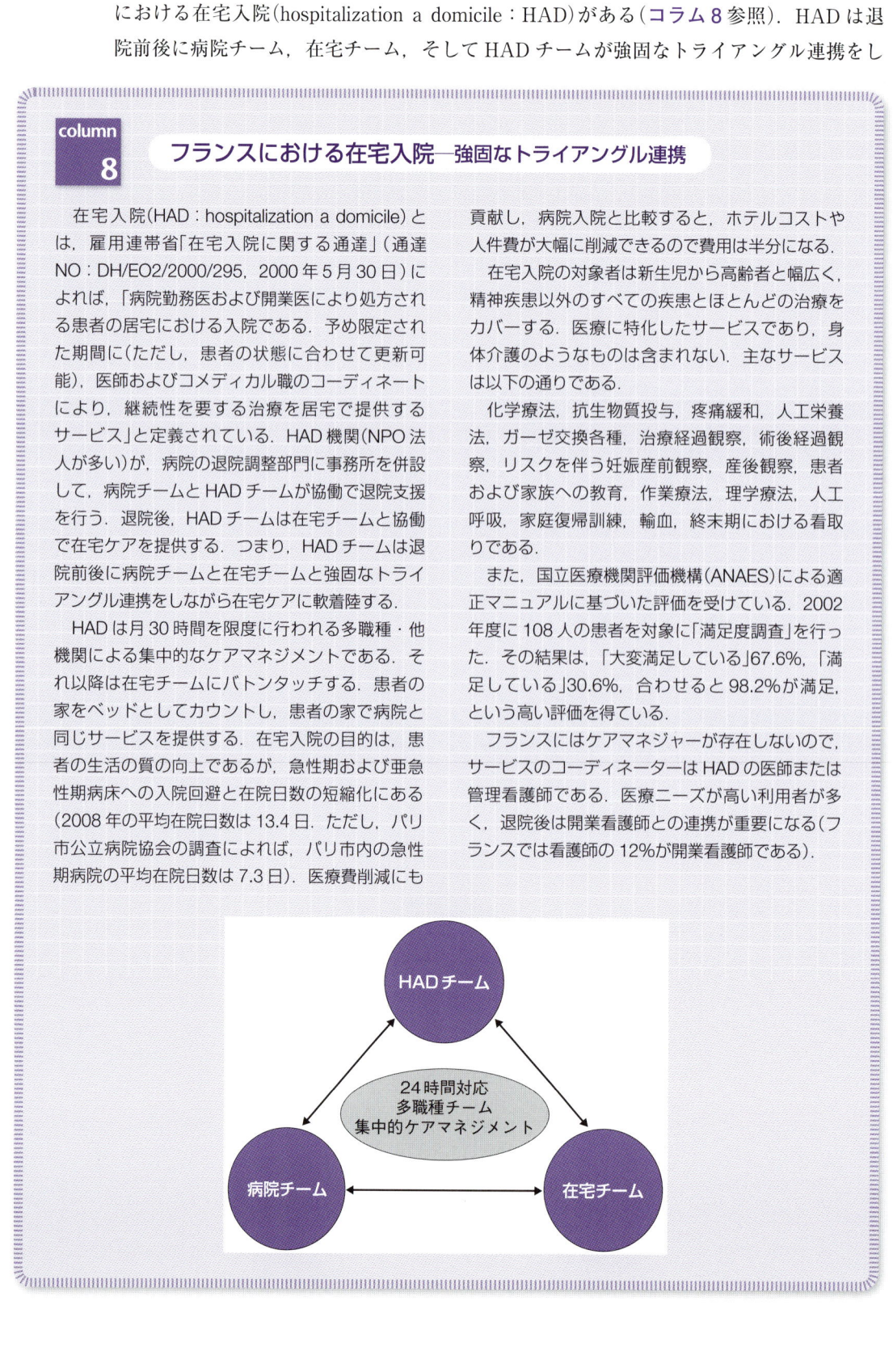

column 8　フランスにおける在宅入院—強固なトライアングル連携

在宅入院（HAD：hospitalization a domicile）とは，雇用連帯省「在宅入院に関する通達」（通達NO：DH/EO2/2000/295，2000年5月30日）によれば，「病院勤務医および開業医により処方される患者の居宅における入院である．予め限定された期間に（ただし，患者の状態に合わせて更新可能），医師およびコメディカル職のコーディネートにより，継続性を要する治療を居宅で提供するサービス」と定義されている．HAD機関（NPO法人が多い）が，病院の退院調整部門に事務所を併設して，病院チームとHADチームが協働で退院支援を行う．退院後，HADチームは在宅チームと協働で在宅ケアを提供する．つまり，HADチームは退院前後に病院チームと在宅チームと強固なトライアングル連携をしながら在宅ケアに軟着陸する．

HADは月30時間を限度に行われる多職種・他機関による集中的なケアマネジメントである．それ以降は在宅チームにバトンタッチする．患者の家をベッドとしてカウントし，患者の家で病院と同じサービスを提供する．在宅入院の目的は，患者の生活の質の向上であるが，急性期および亜急性期病床への入院回避と在院日数の短縮化にある（2008年の平均在院日数は13.4日．ただし，パリ市公立病院協会の調査によれば，パリ市内の急性期病院の平均在院日数は7.3日）．医療費削減にも貢献し，病院入院と比較すると，ホテルコストや人件費が大幅に削減できるので費用は半分になる．

在宅入院の対象者は新生児から高齢者と幅広く，精神疾患以外のすべての疾患とほとんどの治療をカバーする．医療に特化したサービスであり，身体介護のようなものは含まれない．主なサービスは以下の通りである．

化学療法，抗生物質投与，疼痛緩和，人工栄養法，ガーゼ交換各種，治療経過観察，術後経過観察，リスクを伴う妊娠産前観察，産後観察，患者および家族への教育，作業療法，理学療法，人工呼吸，家庭復帰訓練，輸血，終末期における看取りである．

また，国立医療機関評価機構（ANAES）による適正マニュアルに基づいた評価を受けている．2002年度に108人の患者を対象に「満足度調査」を行った．その結果は，「大変満足している」67.6％，「満足している」30.6％，合わせると98.2％が満足，という高い評価を得ている．

フランスにはケアマネジャーが存在しないので，サービスのコーディネーターはHADの医師または管理看護師である．医療ニーズが高い利用者が多く，退院後は開業看護師との連携が重要になる（フランスでは看護師の12％が開業看護師である）．

```
          HADチーム
         ↗         ↘
    24時間対応
    多職種チーム
  集中的ケアマネジメント
   ↙                 ↘
病院チーム ←————→ 在宅チーム
```

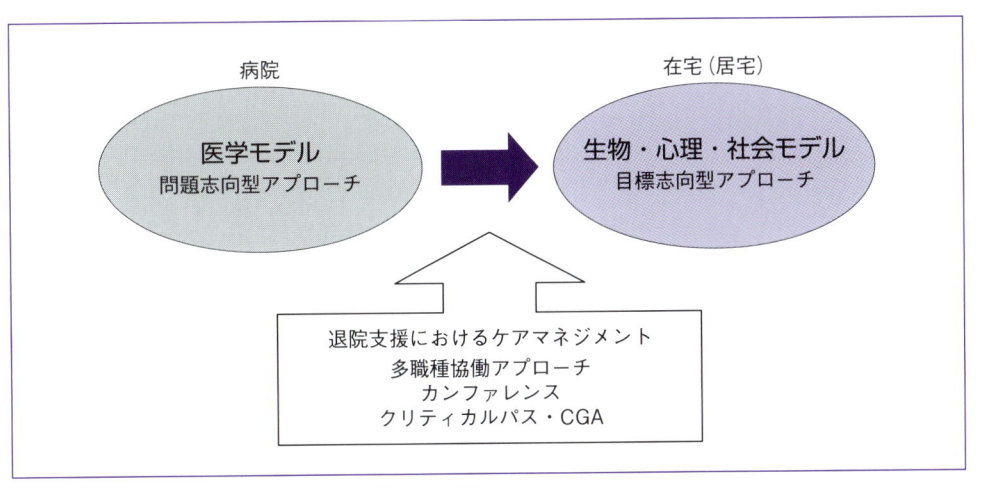

図20　医学モデルから生物・心理・社会モデルへ

ながら，在宅ケアに軟着陸させるシステムである[18]．

5 医学モデルから生物・心理・社会モデルへのチェンジ

　入院初期は1日も早く病状回復を目指すことから，医学モデルでのチームケアとなる．
　しかし，病状が徐々に回復して本格的なリハビリテーションが始まり，退院後の生活を見据えた支援が求められると，医学モデルでは立ち行かなくなる．前述したように，タイムリーな退院支援で社会的入院を回避するためには，退院支援チームと患者・家族が共通認識をもつ必要がある．つまり，医学モデルから生物・心理・社会モデルへのモデルチェンジである（図20）．
　モデルチェンジに必要なツールとして，CGAや多職種参加によるカンファレンス，クリティカルパスなどがある．

6 退院支援計画に有効なフレームワーク

　退院支援は複数のチームが参加するとともに，患者・家族のこれからの生活に大きな影響を与える．そのため，チーム対チーム，チーム対患者，患者対家族の意見が錯綜することが多く，何が課題で，何を解決すべきなのか，いつ，誰が，どこで，どのようなサービスを，どの程度提供してくれるのか，わかりやすくプレゼンテーションすると効果的である．プレゼンテーションの有効なツールにマトリックスがある．
　マトリックスとは，フレームワーク（枠組み）の1つで，縦軸と横軸という2つの視点で考える．縦軸と横軸はテーマや対象者の特性によって異なる．本ツールは，多職種が参加するカンファレンスや事例検討などで，問題解決策やケアプランを作成する際，議論を整

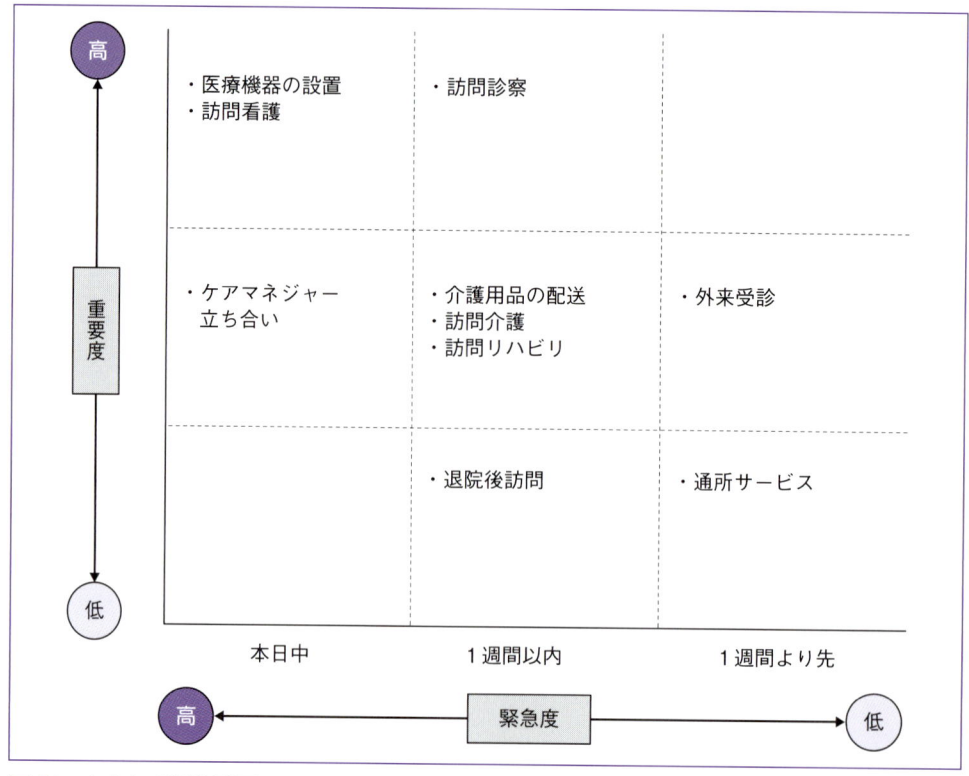

図21 Aさんの退院計画

理すると効果的である．例として，Aさんの退院計画を横軸(時間軸：緊急度)×縦軸(重要度)として表現してみる(図21)．

6 コンサルテーション型チーム

1 コンサルテーション型チームとは

　コンサルテーション型チームとは，高い専門性をもった多職種チームのことで，NST，呼吸ケアチーム，緩和ケアチーム，感染対策チームなどがある．いずれも病院内や施設内を横断的に移動するチームで，病棟チームの依頼に応じて相談，助言，指導，情報提供などを行う．これらは診療報酬で評価されるため，ここ数年で急速に増えている．新しいチーム形態であるがゆえに，チーム運営のノウハウはほとんどなく，手探りで運営・管理している状況である．

　コンサルテーションの内容は，チームによって異なるが，①個々の患者にふさわしい治療やサービス提供内容・方法の相談，助言，指導，②適切なマネジメントがされているかどうかのモニタリング，③合併症の予防，異常の早期発見などリスクマネジメント，④早期回復，早期退院への支援，⑤専門知識の普及や啓蒙活動，⑥カンファレンスの企画，運営，管理などである．

　チームメンバーは，専従・専属が必須条件の場合(｢緩和ケア診療加算｣)もあるが，多くは専任・兼務であり，各部署から人・知恵・労力をもち寄って運営している．東口(2001)はこれを｢持ち寄りパーティー式：PPM[※13]｣と命名している[19]．コンサルテーションは，依頼者(病棟チーム)からの依頼があって開始されるもので，患者ケアの最終責任は病棟の主治医・病棟チームにある．コンサルテーション型チームは，その専門性を押しつけるのではなく，依頼者である病棟チームとよく話し合いながら，専門的な助言・相談・指導を提供する．チームリーダーについても特に決まりはないが，NSTは医師または管理栄養士が，緩和ケアチームは医師または看護師，褥瘡チームは看護師が担っている場合が多い．

　コンサルテーション型チームの活動方法や内容に決まりはない．病院や施設の状況に応じて創意工夫がされているのが現状である．ただし，組織での位置づけをはっきりさせないと，責任や役割が曖昧になりやすい．

　本書ではNST，緩和ケアチーム，呼吸ケアチームにおけるコンサルテーション型チームについて述べる．

※13：PPMとは，potluck party methodの頭文字をとった略称で，参加者が1皿ずつ料理をもち寄って実施するパーティのことである．

2 NST

　ここでは一般病床で取り組むNST（nutrition support team：栄養サポートチーム）について述べる．NSTは，医師，管理栄養士，看護師，薬剤師，PT，OT，言語聴覚士，MSWなどで構成される多職種チームが，患者の病状や治療，栄養状態に応じて栄養管理を行うチーム医療である．患者の早期回復，治療費の削減，平均在院日数の短縮化などにもつながるとされ，1990年代後半から先駆的な病院で取り組まれ，2006（平成18）年の診療報酬改定で「栄養管理実施加算」が，これと連動した上乗せ加算として2010（平成22）年に「栄養サポートチーム加算」が新設された．その後，NSTに取り組む施設が増加し，2018（平成30）年時点でこの加算を算定している施設数は1,403である．

　「栄養サポートチーム加算」に定められているNSTの役割は，「急性期の入院医療を行う一般病棟において，栄養障害を生じている患者または栄養障害を生じるリスクの高い患者に対して，医師，看護師，薬剤師及び管理栄養士などからなるチームを編成し，栄養状態改善の取組が行われた場合の評価」とされている．つまり，急性期医療から栄養管理の適正化を評価したもので，栄養管理手順に基づいて，アセスメント（スクリーニング）→栄養管理計画（栄養補給の方法や量など）の作成→栄養管理計画の実施→モニタリング（定期的な評価）→再アセスメント（必要であれば栄養管理計画の修正），といった一連のマネジメントプロセスを，多職種チームで管理・運営することである．

3 緩和ケアチーム

　緩和ケアチームは，医師，看護師，薬剤師，MSWなどで構成される多職種チームが，がん治療を継続中の患者の身体・精神症状の緩和に関するコンサルテーションや，心理・社会的な問題について相談・助言を行う全人的チームマネジメントである．主な活動は，①疼痛コントロール，②身体・精神症状のコントロール（呼吸困難，嘔気，全身倦怠感，抑うつ，不安，せん妄，不眠など），③患者・家族の意思決定の支援（治療の継続や中止，延命処置の是非など），④他院への紹介を含む療養環境整備のコーディネートである．

　緩和ケアチームの1つである，診療報酬上の「緩和ケア診療加算」を算定しているチームは2011年で159施設ある．本加算の施設基準は，4名の職種を配置することが義務づけられるなど，ハードルが高いため，これらを満たす施設は少ないのが現状である（特に2名の専従医師を配置するのは困難）．

　一方で，2007（平成19）年4月に施行された「がん対策基本法」では，300余りのがん診療連携拠点病院に緩和ケアチームの配置が義務づけられた．「緩和ケア診療加算」のように専従者によるチームではなく，一般病棟におけるチームマネジメントとして位置づけられ，これらのチームがコンサルテーションを展開することが求められている．ここでは，このような状況を鑑みて，「緩和ケア診療加算」を算定しない，いわゆる一般病床におけるコン

サルテーション型チームの活動について検討する．

4 呼吸ケアチーム

　2010（平成22）年診療報酬改定で，一般病床において医師，看護師，臨床工学技士，PTなどからなる専任チームが，人工呼吸器の離脱に向け，適切な呼吸器設定や口腔状態の管理などを総合的に行う取り組みに対して，「呼吸ケアチーム加算」として評価した．算定要件として，一般病床などに入院し，48時間以上継続して人工呼吸器を装着し，入院期間が1か月以内である．ウィーニングに向けて呼吸ケアチームで呼吸ケア計画書を（呼吸器ケアパス）を作成し，呼吸リハビリテーション，口腔ケア，体位ドレナージなどを専任チームのコンサルテーションを受けながら，病棟チームと協働で行う．期待される成果として，肺炎や気道損傷など合併症の予防，人工呼吸器装着期間の短縮化，再挿管率の減少をあげている．2011（平成23）年では250施設が算定している．

5 コンサルテーション型チームとの連携のポイント

　チームを活性化させるには，自己完結的なチーム活動に留まっているのではなく，風通しをよくすることである．コンサルテーション型チームは，専門性が高く，困っている時に助けてくれる同志ととらえ，積極的に活用したいものである．チームがもつ知識・技術・情報は同じである必要はない．日々の業務では，特段に高い知識・技術が求められる場面も限られている．

　病棟チームはジェネラリストであり，コンサルテーション型チームはスペシャリストであるとすると，スペシャリストを使わないのは，労働力のムダという点では非効率的であり，組織の損失になる．しかし，少人数の有能な人を活用するシステムが医療機関に備わっているとは思えない．異なるチームが関与することで，通常は流れてこない情報が一気に流れてチームを活性化する．病棟チームからコンサルテーション型チームを活用し，チーム内外の風通しをよくし，チームの活性化をはかってほしいものである．

　また，コンサルテーション型チームが関与することで，ケアの質が向上したというアウトカム（成果）の蓄積が求められる．コンサルテーション型チームの支援を受ける患者は，ハイリスク状態であるため，データ収集に当たっては，QI（quality indicator：診療の質指標）が適している．QIとは，ケアの内容として問題となる低栄養患者の割合といったプロセスを評価したり，ケアの結果として生じるADLの低下といったアウトカムを評価したりするために提唱された指標である．問題のある患者を分子に，その状態に至る可能性のある患者全体を分母として，病院・病棟全体としての割合を算出するものである．

7 災害時における医療・福祉チームマネジメント

　2011(平成23)年3月11日(金)14時46分頃に観測史上最大となるマグニチュード9.0の巨大地震と，大津波が東日本を襲った．死者・行方不明者は2万人を超し，震災後2か月が経過しても12万人が避難所暮らしを強いられるなど，被害規模は阪神・淡路大震災(1995年1月17日)を大きく上回った．さらに，東京電力福島第一原子力発電所の事故が重なるという戦後最悪の災害となった．

　わが国は自然災害多発国であり，有史以来数多くの災害に襲われている．世界でも際立った地震危険地帯に国土があり，もはや災害から逃れることはできず，必ず起こるものと認識し，起こった場合にいかに被害を少なくするかという「減災」に考え方をシフトしなければならない．

　災害は社会の仕組みや課題をあぶり出す．平時には気づかない潜在的な問題が顕在化し，われわれに深い内省を促す．一方で，これまでの歴史を振り返ると，文化や生命の進化は，極限的な状況下や環境が大きく変化した時に，生じている．大震災からの復興は，元に戻すことを越え，新しい価値を創生するものであってほしい．そして，政府，行政，企業，医療，福祉は逆境を糧にするために，どのような英知が集積されたのか，この難局をどう乗り越え，どう対応したのか，よく見つめておくことが大切である．

1 災害時における医療チーム

　災害対策基本法(最終改正：平成22年12月3日)によれば，災害とは「暴風，豪雨，豪雪，洪水，高潮，地震，津波，噴火その他の異常な自然現象又は大規模な火事若しくは爆発その他その及ぼす被害の程度においてこれらに類する政令で定める原因により生ずる被害をいう」とされている．自然災害の他に，大規模な爆発，放射性物質の大量放出も含まれている．1995(平成7)年1月17日の阪神・淡路大震災以降，2004(平成16)年10月23日の新潟県中越地震，2007(平成19)年7月16日の新潟県中越沖地震，2007年3月25日の石川県能登半島地震，そして2011年3月11日に発生した東日本大震災と，巨大地震が続いている(表14)．さらに東海・南海・東南海連動型地震の発生が危惧されている．

　医療・福祉サービスは，電気や水道と同じようにライフラインの1つである．甚大な被害には個々の施設ができることは限られており，国，都道府県，市町村，医療機関，施設，介護サービス事業所に加え，全国の医療・介護チーム，町内会やボランティアなどインフォーマルなチームが入る．まさにオールジャパンでの対応が求められる．

　ここでは，東日本大震災での災害派遣医療チームと心のケアチームの活動について概観

表14 近年発生した巨大地震

	阪神・淡路大震災	新潟県中越地震	新潟県中越沖地震	石川県能登半島地震
発生年月日	1995年1月17日	2004年10月23日	2007年7月16日	2007年3月25日
マグニチュード	7.2	6.8	6.8	6.9
死者	6,434人	68人	15人	1人
負傷者	43,792人	4,805人	1,986人	358人

し，災害時における医療・福祉チームマネジメントやリーダーシップについて考える．今後，厚生労働省がこれらの活動を総括するので，ここでは震災後2か月を経た時点での考えであることをお断りしておく．

1 災害派遣医療チーム

東日本大震災では，DMAT（disaster medical assistance team：災害派遣医療チーム）が早期に現地入りした．DMATとは，「災害急性期に活動できる機動性をもった，トレーニングを受けた災害派遣医療チーム」と定義されている．DMATの構成メンバーは，所定の研修・訓練を受けた医師，看護師，業務調整員（事務員，放射線技師，薬剤師，臨床検査技師）の医療従事者である．

DMATは，阪神・淡路大震災の際に，初期医療体制の遅れによる「防ぎえた災害死」（平時の救急医療が提供できていれば救えたはずの命）が500名存在したという反省から，災害時に自治体，消防，警察，自衛隊と連携しながら救助活動を行う医療チームの必要性が提唱された．以降，「1人でも多くの命を助けよう」というスローガンのもと，2005（平成17）年4月に日本DMATが発足した．

DMATは，都道府県の要請に基づいて派遣される．超急性期救命医療（生死の境目である72時間以内）に対応するため，派遣期間は短い．東日本大震災でも，震災直後から活動を開始し，3月22日16時に活動終了宣言を発している（実質12日間の活動）．活動チームは約340チーム，約1,500名（暫定）であった．活動内容は，病院支援，域内搬送，広域医療搬送，病院入院患者避難搬送（福島原発対応含む）であった．

今回は津波の被害者が大多数だったので，死亡者の割合が高く重度外傷者は少なかったため，超急性期救命医療のニーズは低かった．また，被災地が500kmという広範囲なうえ，燃料不足が重なったため，支援期間が長引いた．混乱の中で，少ない情報を手掛かりに，迅速に現地に向かうことを使命とするDMATには，このような支援のミスマッチが生じることはやむを得ないことであろう．

被災地は，過疎・高齢化が進み，医療資源が不足している地区が多い．超急性期よりは，亜急性期以降の医療が求められている．多くの医療チームが撤退する中で，地元の資源だけでは対応できないことは明らかである．過去の災害では，避難所での健康管理が難しい

ため，肺炎や深部静脈血栓症など，いわゆる「災害関連死」[※14]が多く報告された．また，阪神・淡路大震災の時から全国的に高齢化がさらに進み，独居高齢者も増えている．今後は，亜急性期以降の医療体制(保健サービス含む)をどのように後方支援するか，超高齢化と人口減少社会を迎えているわが国の課題と重なる．

2 心のケアチーム

阪神・淡路大震災では，PTSD(posttraumatic stress disorder：心的外傷後ストレス障害)，悲嘆反応，抑うつ症状，睡眠障害，災害後の二次的ストレス(過酷な避難所暮らしなど)からくる気分障害，アルコール依存など多様な症状が確認された．これまでの研究で，PTSDは明らかに，家屋や家族の喪失といった深刻な被害に関連していると指摘されている．東日本大震災は被害が甚大なため，悲惨な光景を目撃したり，生命の脅威，家族・家屋・財産の喪失など心的外傷を体験した被災者が多く，PTSDの発生が心配されている．

被災地での精神保健活動では，被災者が呈する心理的反応を「異常な状態に対する正常な反応」と位置づけ，心理教育や健康管理などの予防的介入が求められる[20]．被災者へのアウトリーチ(outreach)は，精神科医療という色彩を可能な限り少なくするという基本的態度が必要である．アウトリーチとは，サービスを必要としている人々の自宅や生活の場に出向き，サービスや相談・助言を提供する組織的な活動である．

加藤(2006)は，阪神・淡路大震災以降に発生した自然災害時の精神保健活動の実態を調査し，4つの活動モデルに整理している[21]．

①**地域外支援型**：被災地外から支援者が多数訪れ活動を支えるモデル．
　例)新潟県中越地震
②**スーパーバイズ型**：外部専門家をスーパーバイザーとして迎え支援活動は地域内のスタッフで対応するモデル．
　例)鳥取県西部地震
③**地域内共同型**：地域の精神保健福祉センターなどが中心となって活動するモデル．
　例)東海豪雨，福岡県西方沖地震
④**一般支援型**：通常の保健業務形態の中にメンタルヘルス的要素を入れたモデル．
　例)2004年徳島県　台風10号，11号

①の「地域外支援型」の1つである，「心のケアチーム」は東日本大震災でも早くから活動し，2011年5月2日現在で，延べ49チーム，1,296人が派遣されている．チームメンバーは，精神科医，保健師，看護師，精神保健福祉士，臨床心理士などで構成される．被災者への対応だけでなく，支援に当たる医療従事者，救急隊員，教員など支え手に対する支援も含まれる．

精神保健については，まだまだ敷居が高いため，被災者からのアクセスは少ないと予想

※14：建物の倒壊や圧死，津波による溺死など災害による「直接死」ではなく，慢性疾患の悪化，ストレスや生活環境の悪化による感染症，心筋梗塞，脳梗塞などで死亡すること．消防庁の調査によれば，阪神・淡路大震災は919人(14.35%)，新潟県中越地震は52人(76.5%)が関連死と認定されている．特に中越地震では，車中泊による深部静脈血栓症(いわゆるエコノミー症候群)が多く発生した．関連死の判定は，震災と相当な因果関係があると災害弔慰金判定委員会(市町村に設置)などにおいて認定される．

する．日常の医療の延長線上に心のケアを位置づけ，身体的ケアと精神的ケアを一体的に提供するのが望しいと考える．短期間で交代する派遣型では，被災者も落ち着かないであろうし，心のケアは長期的なフォローアップが必要である．実際，精神保健に対する取り組みが途切れないように，保健所や仮設住宅など人が訪れやすい場所に，心のケアの拠点を設ける取り組みが検討されているのは心強い．

2 阪神・淡路大震災

1995(平成7)年1月17日午前5時46分，阪神・淡路地区を襲ったマグニチュード7.2の直下型地震．死者6,434人，負傷者43,792人，倒損壊家屋25万棟以上という大災害であった．避難者は発災7日目にピークに達し，1,153か所の避難所で31,600人が避難した．

『翔べフェニックス～創造的復興への群像』(2005)は，震災後の創造的復興に立ち向かった職員などの行動の軌跡を記録した阪神・淡路大震災10周年記念誌である．制作・発売元である(株)兵庫ジャーナル社の好意により，24章までの全文がPDF化されているので参考にされたい(http://www.hemri21.jp/phoenix/index.html)．

本誌第19章の「災害医療実態調査」によれば，地震で施設や設備に何らかの被害を受けた病院は98％に達し，地震発生日に対応できた診療部門は，救急外来が96％，人工透析47％，手術43％で，全診療部門が対応可能であった病院は44％に留まっていた．診療機能低下の主な原因は，「水が供給されなかったため」(74％)，「電話回線の不通，混乱」(60％)，「ガスの供給不能」(54％)，「医療従事者の不足」(44％)，「施設，設備の損壊」(42％)，「電気の供給不能」(33％)，「医薬品の不足」(21％)などであった．

また，地震発生日の職種別出勤率は，医師58％，看護職員44％，薬剤師52％，診療放射線技師66％，その他コメディカル・スタッフ70％，事務職員31％であった．

地震1週間の患者数は，回答のあった107病院で合計50,655人にのぼった．重症度別では，軽症47,280人，重症2,658人，重篤者717人で，そのうち到着時すでに死亡していた者が518人と多数を占めた．

阪神・淡路大震災における医療機関の対応については，当時神戸大学教授だった中井久夫氏が『災害がほんとうに襲ったとき』にまとめている[22]．氏は自らも被災しながらも精神科救急の司令塔として，全国から集まった医療従事者やボランティアを調整しながら，震災後1か月間の活動をまとめた．

以下，チームマネジメントに関する興味深い記述を紹介する．

◆**有効なことをなしえたものは，すべて，自分でその時点で最良と思う行動を自己の責任において行ったものであった．指示を待った者は何ごともなしえなかった．統制，調整，一元化を要求した者は現場の足をしばしば引っ張った．**

⇒災害など緊急時は，個々人が「何ができるかを考えてそれを行え」が原則である．刻一刻を争う災害時救急医療では，少ない情報であっても，その時その場で意思決定するスピード感が求められる．後述するように，上からの指示を待ってから行動するのは，平時では

機能するが，臨機応変の対応が求められる緊急時では，むしろ足かせになる．

◆「ほんとうに信頼できる人間には会う必要がない」のである．「彼はきっとこうしているはずだ」と思ってたとえ当たらずとも遠からずであった．いわゆる口コミで仲間の活動はおのずと伝わってきた．そして誤伝達はきわめて少なかった．サインを頻繁に送り合う野球のチームワークではなく，むしろラグビーのチームプレイであろうか．

ネットワークは，誰が命令したわけでも指示したわけでもなかった．片手で数えられる中堅精神科医が動きながら形づくっていったものであった．それができるのがまあよい上司である．

⇒目の前の課題にピンポイントで対応しつつ，点と点がつながってネットワークを形成したと思われる．部下を信じ，権限を委譲しつつも見守るというトップの姿勢は，部下を勇気づけるものである．

◆職員のアメニティを良くすることが，実効性のある何事かをなすための基本的前提であると確信していた．最も過酷な条件で戦った精神科医たちを休ませる必要性が急速に増大した．私は第一陣とともに温泉に出発した．

⇒日本人は「有事の際は不眠不休で働く」という真面目な国民性であるため，被災した職員を温泉に行かせて休ませるとは「とんでもない」と思う人も多いのではないか．中井氏は，1か月を過ぎれば，近場の保養地と契約して交代で休養に出すのがよい（隣接保養地は一般客のキャンセルによって空いている）．しかしながら，なかなか仲間を残して休養に行けないのが人情であるから，輪番制を組み，かつ義援金などで補助するのがよいとしている[23]．あえて支援者（医療者）を現場から離して休養させることは，支援者が陥りやすい二次的外傷体験を予防する効果がある．

3 地下鉄サリン事件—情報のハブ拠点が活躍

1995（平成7）年3月20日午前8時頃，営団地下鉄（現東京メトロ）の霞が関駅に近づく5本の電車内にサリン溶液が入ったビニール袋が，オウム真理教の信者によってばらまかれた．流れ出したサリン液は猛毒のサリンガスとなって車内に充満し，満員の乗客はこれを吸い込み倒れていった．死亡者11人，受傷者3,796人という多数の死傷者を出した未曾有の同時多発テロ事件である．

聖路加国際病院は，地下鉄日比谷線築地駅と有楽町線新富町から徒歩圏内にあること，東京都の災害指定病院に認定されていたことから，多くのサリン中毒患者を受け入れた．事件発生日は640人の患者を受け入れ，その内110人が入院した．その後1週間で延べ1,410人の患者の治療にあたった．

ここでは，事件発生日3月20日の聖路加国際病院の対応を詳細に分析した，高田（2001年）の「突発的事態に対応する組織的行動—そのフレームワークに関する研究」[24]の知見と，これを教材にしたNHK「白熱教室Japan」2011年2月27日放送分「危機が組織を襲うとき」[25]の討論内容を参考に，危機時におけるチームマネジメントを整理する．

サリン患者がいきなり医療現場にあふれたことに対応しなくてはならなくなった医師たちは，現場レベルで治療を始めた．ある医師は，患者に共通して縮瞳の症状が見られることから有機リン系の中毒ではないかと思った．そのため，通常の血液検査に有機リン毒の影響があるかどうかを測る検査を加えることを指示した．ある医師はシアン中毒の治療法の文献を探して，皆に配ろうと考えた．そして医師たちが自分が知り得た情報を他の医療スタッフと共有しようと考えた．トップは平時の体制では対応できないと判断し，外来診療と手術を休止し，すべての医療資源をサリン患者の治療に当てるという「非常事態宣言」を発した．

　混乱する現場では，3つの「情報のハブ拠点」が生まれ，ここから状況情報や手順（対応）情報が発信されたと分析している．1つ目のハブは，救急センターの医師である．ここでは，サリン中毒という治療のスキーム（枠組み）に基づいて具体的な行動を発信した．2つ目のハブは，図書館やインターネットで治療方法を文献収集・検討していた内科医師であり，サリン中毒の治療方法を院内に発信した．3つ目のハブは，入院行動手順や外部との対応を引き受けた医事課職員である．

　「ハブ」とは，本来はネットワークの中心に位置し，複数のケーブルを集約する装置である．ここでは「情報のハブ拠点」が自律的に発生し，そこが拠点となり院内外に情報が流された．興味深いのは，「情報のハブ拠点」が発生する要素として，自律的に動いても罰せられない組織であること，ハブの内部構造はフラットな状態であったと指摘していることである．

　医療機関は階層構造であり，フラットな状態で自律的に動くという発想はほんどない．専門性を尊重すると役割分担や分業となり，分業すると統合が必要になるため，フラットな関係は崩れてしまう．医療における分業はやむを得ないことであるが，行き過ぎた分業は組織やチームを硬直化させる．

　また，「情報のハブ拠点」で得られた知見を統合するのが，ミドルマネジャーやトップマネジャーの仕事であろう．マネジャーは，自律的な活動を下支えし，統合する力量があるかが問われている．

4　事例から学ぶ災害時のチームマネジメント

1　発災直後は自律的な意思決定を尊重

　東日本大震災では，市町村の建物が損壊したり，担当者が死亡または行方不明になるなど行政として機能不全に陥ったところも多かった．公的なシステムが断絶された場合，医療・福祉チームはいったい誰に，どのような情報をもらえば，必要な人に支援を届けることができるのだろうか．

　東日本大震災でも，多くの現場で独自の活動を行うなど「現場力」が発揮された．地下鉄サリン事件でも，医師たちはすぐさまサリン中毒患者の治療のみを行う体制をとった．

個々人が「何ができるかを考えてそれをなせ」が実行されている.

意思決定システムは，トップダウンとボトムアップの2つのルートがある．トップダウンは，組織の上層部が意思決定をし，下部組織が実行するもので，ボトムアップは，下部組織からの意見を吸いあげて全体をまとめていく方法である．平時ではトップダウンによる意思決定がほとんどである．このルートは，指示やマニュアルに基づいて動くため，臨機応変の対応ができにくく，小回りがきかない．災害時は，平時のように上からの指示を待っているのではなく，1人ひとりが目の前にある課題にピンポイントに取り組み，点と点が結ばれるようなボトムアップのほうが効果的ではないかと思われる．

2つの事例に共通していたことは，1人ひとりが自分でできることを考えて自律的に行動していたことである．発災直後の混乱した現場は，一見バラバラに行動しているようだが，「連帯感」で結ばれたチームは思わぬ力を発揮するものである．背景には，日常の信頼関係があるのは容易に想像できる．前述した中井氏は，『「ほんとうに信頼できる人間には会う必要がない」「彼はきっとこうしているはずだ」と思ってたとえ当たらずとも遠からずであった．いわゆる口コミで仲間の活動はおのずと伝わってきた」』と述べている．医療チームにおける共同体が常日頃から形成されていたものと推測される．

トップマネジャーは，対応の大枠を示した後は，一歩下がった後方から全体を俯瞰し，現場のスタッフが働きやすいような「環境づくり」を行った．トップが非常事態宣言を発し，困難に立ち向かうというメッセージは組織に覚悟を決めさせる．そのくらい非常時のトップのメッセージは重い．キャプテンのアナウンスで機内がパニックになったり，平静を取り戻したりするということはよく知られている．信望が厚いリーダーであれば，メッセージは職員の心に届くものであろう．

2 リスク感覚のある人材の育成

前述したように，災害発生直後は，平時の枠組みや組織体系では対応できないことが多い．混乱した現場では「何が課題なのか」さえわからない．リーダーはタイムリーに情報収集を行い，何が起こっているのかを俯瞰的にとらえながら，最前線での仕事を承認しつつ，軌道修正を加えるなど柔軟に対応することであろう．

東日本大震災の被災地では，過去の災害を教訓にした災害対策が講じられていた．それでも「想定外」のことが連続した．自然災害とは，人間の想像力をはるかに超えた試練を突きつけるもので，そもそも「何がリスクなのか，どのような危機が襲ってくるのかが想像できない」というのが教訓である．マニュアルやハード(建築物の安全性など)を過信したり，従来の組織体制で対応しようとすると，逆にリスクを増大させてしまう可能性がある．

わが国は年功序列で単線型のキャリア開発であったため，危機に対応できる人材が育っていない．他者とのコンフリクトを避け，挫折を経験することなく，リスクをとらない人が出世する．そのようなリーダーのもとでは，組織やチームが危機感をもつのは難しい．

リーダーは，混乱時は平時の枠組みや組織体系で対応できないことを自覚し，体面より現実を優先させる覚悟が必要である．リーダーにとって重要なのは，現実と向き合う力で

ある．さらに，「想定外」のことを考え，そこから逃げることなく正面から立ち向かう強いメッセージを送ることが必要である．そもそも「想定外」のことには，誰もが思いつかないことだけでなく，考えたくないこと，先送りしたいことも多く含まれている．ここに着目する人はリーダー以外にいないだろう．

また，「想定外」の状況下では唯一の解決策はないため，既成概念にこだわらない柔軟な考え方ができる人材が必要である．このような人材はマニュアルだけでは育成できない．当事者意識の低い評論家的な人は，現実と向き合う経験を避けているため，実践知が備わっていない．

現場体験の共有化が，のちに自分自身が適切な行動をとるための拠り所となる．本書で専門職連携教育の教育方法として推奨している「ケースメソッド」は，危機時の事例を教材にし，あらゆる危機を想定し，簡単に答えが出ない課題について多職種で話し合い，課題を共有化するものである．前述した高田の事例研究(p108)は，ケース教材として作成され，ビジネススクールの教材として役立っている．また，日頃からカンファレンスによって，実践知を共有することも，非常時にチームとして動けるようになるだろう．

3 マニュアルにこだわらない柔軟な対応

災害では想定外のことが多く発生するもので，マニュアルだけに頼っていては適切な行動はできない．マニュアルにとらわれすぎると，かえって近視眼的になり思考停止状態に陥る．その結果，予測されない事態への柔軟な対応ができにくくなる．

ただし，マニュアルがムダというのではない．想定内の出来事については，普段のマニュアルに沿った訓練が功を奏する．しかし，災害は人間の考えなど軽く超えるものであることは過去の災害からも明らかである．想定する危機の範囲を広くするなど，将来に生じることが予測される事態を見越して，その対応についてあらかじめ盛り込んでおくことが求められる．

災害が起こるとマニュアルや指示経路を見直す場合が多い．その際，1つひとつの行動を指示するのではなく，職員が自律的な行動ができ，豊かな発想が生まれるような自由闊達な職場づくりが必要であろう．危機時だからこそ，従来の発想にとらわれない柔軟な対応が求められる．

4 「連帯」が危機を救う

東日本大震災の被災地では，日頃から地域の連帯を大切にし，災害弱者である要援護者の情報を，自治会と民生委員が共有していた地区があった．被災後も民生委員が個別に訪問して安否確認をしたり，ニーズを行政に伝えるなど調整機能を発揮した．ただし，自治会や民生委員自身が被災すると，善意で結ばれた「連帯」は途切れてしまうという課題も明らかになった．

阪神・淡路大震災では，居住地から離れた場所に仮設住宅や復興住宅を大量に建設したため，コミュニティが壊された．住まいはただの「ハコ」ではない．新潟県中越地震では，旧山古志村の住民たちの強い結びつきが，避難所での厳しい生活を乗り切る支えとなって

いた．このような地域の住民同士の信頼関係やつながりは，人々が安心して生活するための「社会資本（ソーシャル・キャピタル）」としてとらえられている．「つながっている」というだけで人々は安心感をもつ．東日本大震災でも，安否確認は携帯電話だけでなく，メールやツイッター，交流サイトなどによって行われた．これらは「連帯」を支える重要な基盤である．今後は，高齢者など情報弱者にも配慮した取り組みも必要であろう．

「お互い様」という素晴らしい日本語があるように，日本（人）には支え合って生きていくというDNAが存在していたことを多くの国民は確認した．「連帯」は災害時だけでなく，少子高齢化社会にも必要なメッセージである．

5 利害を超えて国民の命、財産、生活を守る

未曾有の大震災ではオールジャパンで対応すべきである．しかし，現政権では「震災関連会議」[※15]が数十にも及ぶ乱立ぶりで，官僚は会議の準備と調整で疲弊している．

政治主導を旗印にあげたものの，官僚がもつ情報や経験則を活用しないで，外部識者の話を聞くことが多い印象を受ける．公務員である官僚は公僕としての理念をもっている人が少なからず存在するであろう．専門的な話にも耳を傾けることも大切であるが，「情報のハブ拠点」のような自律的な活動を下支えする環境づくりが政治家の役割ではないだろうか．

また，東日本大震災では，津波で多くの患者情報が流された．患者は高齢で慢性疾患に罹患している人が多く，継続医療が必要な人々であるが，患者の基本情報はどこにもなかった．担当者が避難所や自宅をローラー作戦でしらみつぶしで回るのは，現場を疲弊させる．ここは，関係各団体の利害を超えて，社会保障と税の共通番号制度を導入し，危機に強い情報網を確立する必要がある．震災前の2011年2月23日に開催された「第6回社会保障・税に関わる番号制度に関する実務検討会」では，三師会（日本医師会，日本歯科医師会，日本薬剤師会）は，個人情報の漏えいや，本人が情報入手・活用することで治療や病状回復の妨げとなる場合があることを指摘し，導入に反対または慎重な対応を崩していない．

関東大震災後に斬新な発想で東京を復興させたことで有名な，東京市長の後藤新平（1857〜1929年）は医師である．人間と自然との調和という「公衆衛生的な発想」で都市計画を考え，焦土をすべて買い上げて区画整備し，幹線道路や大規模公園を整備し，下水道・小中学校の整備，水道水の殺菌などを計画した．災害に強い都市という理念に従って，大胆な考えを打ち出した．政治的な対立があり，これらの構想は未完成に終わったものが多いが，理念に基づいて行動するという強いリーダーシップは現代にも通じる．

冒頭でも指摘したように，わが国は自然災害多発国であり，この先も巨大地震の発生が危惧されている．国民の命，財産，生活を守るのが医療・福祉サービスの責務であるとすれば，お互いの利害を超えて，これらを守り抜く覚悟が必要であろう．

※15：緊急災害対策本部，被害者生活支援特別対策本部，被災地の復旧検討会議，原子力災害対策本部，原子力被災者生活支援チーム，電力需給緊急対策本部，復興構想会議など．

■文献

1) 夢をつかむイチロー 262 のメッセージ編集委員会：イチロー 262 のメッセージ．p84，ぴあ，2010．
2) 沼上幹：組織の読み筋「ミドルも決断の連鎖生き抜け」．2011 年 4 月 15 日，朝日新聞朝刊．
3) 宮田和明，近藤克則，樋口京子(編)：在宅高齢者の終末期ケア—全国訪問看護ステーション調査に学ぶ．中央法規出版，2004．
4) 日本老年医学会：「食べられなくなったらどうしますか？—認知症のターミナルケアを考える」シンポジウム資料．2011 年 2 月 27 日開催．
5) 石飛幸三：口から食べられなくなったらどうしますか 「平穏死」のすすめ．p82，講談社，2010．
6) 樋口京子：質の高い終末期ケアの4つの条件．月刊ケアマネジメント 18(9)：30-32，2007．
7) 全日本病院協会：胃瘻造設高齢者の実態把握及び介護施設・住宅における管理等のあり方の調査研究報告書．2011．
8) 鈴木裕：欧米より長生きする高齢患者—世界初の経験，日本人は考えよう．月刊ケアマネジメント 22(3)：24-25，2011．
9) 杉本浩章，近藤克則，樋口京子，篠田道子ほか：緩和ケア用 MDS-PC 日本語版の信頼性と有用性．病院管理 44(3)：243-251，2007．
10) 川上嘉明：自然死を創る終末期ケア—高齢者の最期を地域で看取る．p165，現代社白鳳選書，2008．
11) 樋口京子，篠田道子，杉本浩章，近藤克則(編)：高齢者の終末期ケア—ケアの質を高める4条件とケアマネジメント・ツール．pp38-43，中央法規出版，2010．
12) 篠田道子(編)：ナースのための退院調整—院内チームと地域連携のシステムづくり．p30，日本看護協会出版会，2007．
13) 印南一路：「社会的入院」の研究—高齢者医療最大の病理にいかに対処すべきか．p98，東洋経済新報社，2009．
14) 前掲 13)，pp14-22．
15) 前掲 13)，p2．
16) 斉藤立滋：社会的入院による医療費の推計．大阪産業大学経済論集 4：75-84，2003．
17) 畑農鋭矢：社会的入院の定量的把握と費用推計．医療経済研究 15：23-35，2004．
18) 篠田道子：フランスにおける長期入院への対応—在宅入院制度の展開から．健保連海外医療保障 87：21-28，2010．
19) 日本静脈経腸栄養学会 NST プロジェクト実行委員会，東口高志(編)：NST プロジェクト・ガイドライン．p23，医歯薬出版，2001．
20) 加藤寛：日本における災害精神医学の進展—阪神・淡路大震災後の 10 年間をふり返って．精神医学 48(3)：231-239，2006．
21) 前掲 20)，p233．
22) 中井久夫：災害がほんとうに襲ったとき．みすず書房，1995．
23) 中井久夫：復興の道なかばで—阪神淡路大震災一年の記録．p66，みすず書房，2011．
24) 髙田朝子：突発的事態における組織的活動—そのフレームワークに関する研究．慶應義塾大学大学院経営管理研究科 博士論文，pp59-101，2001．
25) 危機が組織を襲うとき．NHK 白熱教室 Japan，高木晴夫教授の「白熱教室」第 4 回，2011 年 2 月 27 日放送分．

索引

和文索引

あ

亜急性期入院医療管理料　76
亜急性期入院医療管理料2　76
亜急性期の定義　76
亜急性期病床　76-78
亜急性期病床入院料　6
暗黙知　48

い

医学医療ケア　91
医学モデル　22, 99
意思決定システム　110
医師事務作業補助体制加算　4, 33
一般病床　74
医療・介護関係事業者における個人情報の適切な取扱いのためのガイドライン　39
医療型療養病床　84
医療従事者　2
医療ソーシャルワーカー　2
医療・福祉サービス　8, 10
胃ろう　89
　――をめぐる研究調査　90
インターディシプリナリー・モデル　15
インフォームド・コンセント　88

え

栄養管理加算　102
栄養サポートチーム　17, 101, 102
栄養サポートチーム加算　6, 102
栄養サポートチームカンファレンス　43
エコマップ　56

か

介護支援専門員　4
介護支援連携指導料　6
介護療養型医療施設　74, 84
介護療養病床　74
介護老人福祉施設　74
介護老人保健施設　74, 84
階層構造　9, 30
回復期リハビリテーション病棟　77
　――の入院患者の特徴　77
回復期リハビリテーション病棟入院料　6
価値観の衝突　62
感染対策チーム　101
カンファレンス　42, 63
　――の過程　48
　――の機能　43
　――の効果　50
　――の構造　46
　――の種類　43
　――の定義　43
　――の評価　49
　――のプロセス　49
　――の目的　43
緩和ケア　91
緩和ケア診療加算　101, 102
緩和ケアチーム　17, 101, 102
緩和ケアモデル　85

き

危機時におけるチームマネジメント　108
機能的チーム　16
急性期医療　80
急性期病棟等退院調整加算　6
協創　25

く・け

グループ　11, 30
ケア会議　63
ケアカンファレンス　42
ケアの質の評価　67
ケアマネジメント　4, 7
　――のプロセス　7
ケアマネジャー　4
形式知　48
形式的チーム　16
ケースカンファレンス　42
　――の目的　43
ケースマネジメント　7
ケースメソッド　111
ケースメソッド教育　25, 37, 50, 64
結核病床　74

こ

コアチーム　18, 93, 94
　――の役割　19
高齢者総合的機能評価　6
　――の枠組み　6
高齢者の終末期
　――に特有な症状　87
　――の特徴　85
　――のパターン　86
呼吸ケアチーム　17, 101
呼吸ケアチーム加算　6, 103
国際障害分類　23
国際生活機能分類　24
心のケアチーム　106
個人情報の保護に関する法律　39
個人情報保護（法）　39
個別的指示　9, 30
コミットメント　10, 31
コメディカル　2
　――の役割拡大　82
コンサルテーション型チーム　10, 17, 93, 101, 103
コンサルテーションの内容　101
コンフリクト　53, 55, 59
　――の対処行動　60
コンフリクト解消の基本アプローチ　60
コンフリフト・プロセス　60
コンフリクト・マネジメント　61

さ

サービス担当者会議　8, 42, 45
災害　104
災害関連死　106
災害派遣医療チーム　105
在宅医療　4
在宅入院　98
在宅復帰支援担当者　78
サプライチェーン型組織　82
参加型事例検討　63, 64
　――の目的　67

し

ジェネラルマネジャー　26, 29
実践知　48
　――を高める教育方法　50
社会的入院　97
終末期医療に関するガイドライン　88
終末期ケア　85, 91
　――の定義　85
情報共有　39
情報の共有化　13
情報のハブ拠点　109
職種別にみた病院の従事者数　3
褥瘡カンファレンス　44

自律分散協調型　53
事例検討　63
　──の目的　66
事例検討会　63
心的外傷後ストレス障害　106
診療情報管理士　7
診療情報管理体制加算　7
診療の質指標　103

す・せ

スクリーニング基準　96
生活モデル　22
精神病床　74
生物医学モデル　22
生物・心理・社会モデル　24, 99
セクショナリズム　10, 30
専門職連携教育　10, 27, 37, 38, 50
専門職連携実践　27

そ

総合評価加算　6
相乗効果　11
組織　68

た

退院支援　78, 93, 97, 99
退院支援チーム　93
退院時カンファレンス　44
退院前カンファレンス　44
多職種チーム　4, 11, 15

ち

地域一般病棟　76
地域完結型医療　5
地域ケア会議　45
地域連携クリティカルパス会議　45
地域連携診療計画書　43
地域連携パス　43
　──の効果　35
チーム　11, 31, 68, 80
　──のメンテナンス方法　69
チームアプローチ　12
チーム医療　2, 5
チームケア　12
チームトレーニング　35
チームマネジメント
　　　　　2, 12, 13, 35, 107
　──の質を決める要素　15
　──の評価の枠組み　35
チームモデルの特徴　18
チームワークの誤解　29
中間カンファレンス　44
超急性期救命医療　105
長期療養施設　84

──における終末期ケア　85
調整　13
治療モデル　22

て

定性的評価　49
定量的評価　49
転院支援　96

と

統合の段階　13
統合力　37
特定看護師　83
特別養護老人ホーム　74, 84
トップダウン　110
トップダウン型リーダーシップ　25
トップマネジャー　110
ドナベディアン・モデル　35, 45
　──による医療の質の評価　36
　──によるチームマネジメントの質の評価要素　36
トランスディシプリナリー・モデル
　　　　　15, 28

な・に

ナレッジマネジメント　69
入院管理料1　76
入院管理料2　76
入院時カンファレンス　44
認知症の終末期　85, 88

ね

ネットワーク(型)組織　53
　──の特徴　19
ネットワークモデル　15, 19

は

廃用症候群　96
発散収束型プログラム　49, 54
ハブ　109
ハブ拠点　20
板書の目的　55

ひ

ヒエラルキー　30, 32
病棟チーム　94
ピラミッド図　55

ふ

ファシリテーション　13, 52
　──の代表的な技術　53

ファシリテーション型リーダーシップ　25
ファシリテーション技術　46
ファシリテーター　47, 52
ブレーンストーミング法　54

へ・ほ

ヘルスケアワーカー　2
包括的指示　9, 30, 83
方針をめぐる葛藤　62
訪問看護　4
ホウレンソウ　80
ボトムアップ　110
ホワイトボード　47, 55

ま

マトリックス　56, 99
マニュアル　82, 111
マネジメント　8, 12
マルチディシプリナリー・モデル
　　　　　15, 80

み

ミドルアップダウン型リーダーシップ　25
みなし末期　85

め

メディカルクラーク　4
メディカルス　2

も

持ち寄りパーティー式　101
モバイルチーム　17
問題解決型プログラム　50

や

役割解放　15, 28

り

利益(負担)にかかわる衝突　62
リーダー　110
リーダーシップ　25
リハビリテーションカンファレンス
　　　　　44
リハビリテーション実施計画書　44
リハビリテーション総合実施計画書
　　　　　6
療養病床　74
リンクナース　94

る・れ・ろ

ルーチンワーク　81
連携　12
　——の段階　12
連携・協働モデル　18
連帯　111
連絡の段階　12
連絡モデル　15, 17, 30
ロジックツリー　55

欧文索引

C

comprehensive geriatric assessment(CGA)　6

D

disaster medical assistance team (DMAT)　105

H

hospitalization a domicile(HAD)　98

I

ICF　23, 24
ICIDH　23
interprofessional education(IPE)　10, 27, 38, 50
interprofessional work(IPW)　27

N

NST　101, 102
　——の役割　102
NST カンファレンス　44

P

PDCA　69
PDCA サイクル　67, 70, 81
posttraumatic stress disorder (PTSD)　106
potluck party method(PPM)　101

Q

quality indicator(QI)　103

R

role release　15

S

SWOT　58